VÉTÉRINAIRE chez les tigres

Du même auteur, dans la même série :

Vétérinaire c'est super !

Vétérinaire au zoo

Anne-Marie Desplat-Duc

Illustrations de Marc Mosnier

Vétérinaire chez les tigres

RAGEOT

Je remercie Patrick Jardin (fondateur et directeur) et Grégory Breton (biologiste et directeur adjoint) du parc des Félins d'avoir bien voulu répondre à mes questions.

Ce parc est le seul parc animalier européen spécialiste des félins et travaille pour leur bien-être et leur sauvegarde. Il est situé dans le domaine de la Fortelle à Nesles (77) entre Meaux et Melun, à une heure de Paris. Il héberge environ cent vingt félins appartenant à une trentaine d'espèces différentes dans de vastes espaces naturels.

Renseignements sur le site Internet :
www.parc-des-felins.com

ISBN 978-2-7002-3340-7
ISSN 1772-5771

Conception graphique de la couverture : Malou.

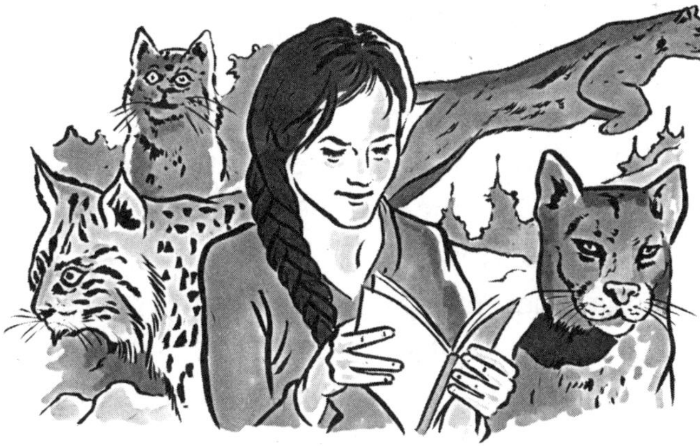

Une mauvaise nouvelle plutôt bonne

Dimanche, ma tante Florence, qui est vétérinaire dans un zoo, est venue manger à la maison. J'adore lorsqu'elle vient chez nous, elle a toujours des anecdotes à raconter sur son métier.

Mais ce jour-là, elle nous annonce :

– Je n'ai pas de très bonnes nouvelles, Olympe. Le zoo doit être rénové, certains animaux vont devoir partir et moi aussi.

Le ciel me serait tombé sur la tête, cela ne m'aurait pas fait plus d'effet. Je me souviens avec émotion des animaux que Tanguy et moi avions filmés l'année dernière : le markhor qui a failli se noyer ; Noé, la girafe qui souffrait des dents ; Tisiam, le bébé éléphant, Cathy, la tigresse et Anton, le bébé hippopotame[1] et je m'écrie :

– Quel dommage !

– Ne t'inquiète pas, il en reste encore beaucoup, mais les lions, les tigres, les éléphants, les ours ont été accueillis dans d'autres parcs zoologiques. Pour eux, ce sera un peu des vacances prolongées.

Je pousse un soupir de soulagement. Ma tante enchaîne :

– Et moi je vais travailler dans un parc spécialisé dans les félins.

– Waouh ! Tu vas passer tes journées avec des tigres, des lions et des panthères ?

– Oui. J'avoue que je suis très contente.

– C'est loin d'ici ?

– Non. À une quarantaine de kilomètres et je serai logée dans un appartement à deux minutes à pied du parc en pleine campagne. Le rêve !

Je ne suis pas aussi enthousiaste qu'elle ! Je ne pourrai pas aller la voir en métro !

1. Lire *Vétérinaire au zoo*.

Ma déception doit se lire sur mon visage car elle ajoute :

– Ne fais pas cette tête ! Je t'invite pour les vacances de printemps !

– Vrai ?

– Tu donneras un coup de main aux soigneurs et lorsque tu connaîtras bien le parc, tu serviras de guide aux visiteurs.

– Tu crois que je saurai me débrouiller ?

– J'y compte bien ! Tiens, je t'ai apporté de la documentation sur les félins. Il y a plus de vingt-cinq espèces différentes dans le parc dont beaucoup sont menacées d'extinction.

– Et vous allez les sauver !

– C'est pour cela que les parcs zoologiques existent. Mais tant que les hommes n'auront pas pris conscience que la déforestation, la pollution et la chasse pour le trafic de fourrures conduisent à grande vitesse à la mort des animaux, la partie ne sera pas gagnée. Il reste moins de deux cents tigres de Sibérie.

– C'est révoltant !

– Eh oui... Il faut lutter pour sauvegarder les espèces en voie de disparition et arrêter de détruire le milieu naturel des animaux, sinon certains seront définitivement rayés de la carte du monde.

Impressionnée par cette vision catastrophique, je lui demande :

– Et qu'est-ce qu'on peut faire, nous, pour t'aider ?

– Beaucoup. Puisque tu es maintenant en sixième, tu peux en parler à tes camarades, faire un exposé en cours de SVT. Il ne faut pas se dire que la pollution c'est l'affaire des autres. On est tous concernés. C'est en agissant ensemble que l'on fera évoluer les mentalités et que l'on sauvera notre planète... Parce que si l'on continue ainsi, les petits-enfants de nos petits-enfants vivront dans un monde sans animaux sauvages. Et ce serait abominable !

Ce jour-là, elle m'a mis le moral à zéro. Mais la perspective de m'engager pour que les animaux ne disparaissent pas du globe m'a redonné du courage.

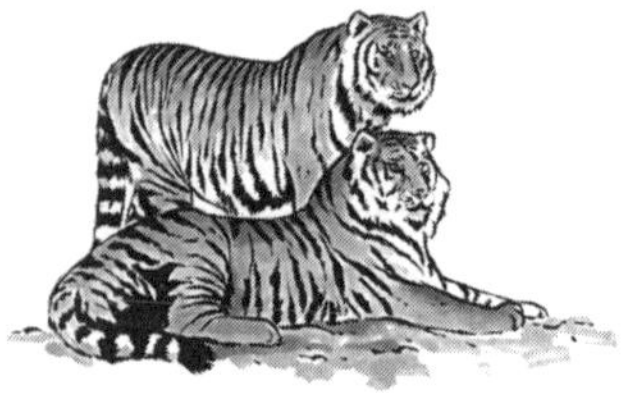

Le lendemain, dès que j'aperçois Tanguy dans la cour du collège, je me dirige vers lui. Tanguy, c'est mon meilleur ami... enfin même un peu plus. On est inséparables. Je l'aime bien, pour ne pas dire que je l'aime tout court. Je crois que lui aussi. Il ne me l'a jamais avoué évidemment. Les garçons détestent montrer leurs sentiments. Alors, de mon côté, je ne les montre pas non plus. Je ne vais pas le supplier à genoux de me faire une déclaration.

Je lui fais la bise (c'est normal, je la fais aux copains et copines de ma classe) et je lui propose de préparer un exposé sur les espèces en voie de disparition.

– Bonne idée ! me répond-il.

J'en étais sûre. Comme moi, il adore les animaux et rêve de devenir vétérinaire, c'est même grâce à ça que nous sommes devenus amis. Je lui annonce ensuite que ma tante m'invite chez elle pour les vacances de printemps. Alors il s'écrie, les yeux brillants de convoitise :

– La chance !

Pour ne pas lui faire trop envie, j'essaie de minimiser la situation :

– Oh, tu sais, peut-être que ce sera une véritable corvée d'aider les soigneurs. Je vais charrier des brouettes de crottes et de quartiers de viande sanguinolents. Et lorsque je serai guide, je vais m'embrouiller dans les explications et les visiteurs se moqueront de moi.

– Mais non ! Tu me raconteras ?

– Bien sûr. Est-ce que tu pourrais me garder Cléo et Billy, mes hamsters, et Bunny mon lapin pendant que je serai chez ma tante ?

– Pas de problème ! Depuis que nous avons adopté Minette, ma mère a complètement changé[1]. Et puis ma sœur Caroline adore les hamsters !

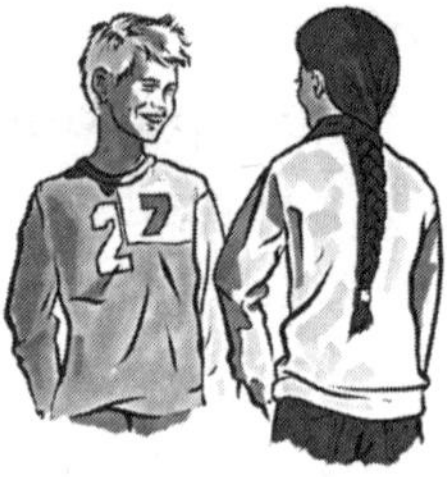

Quelques jours avant le début des vacances de printemps, Tanguy et moi avons fait notre exposé. Nous avons obtenu un beau succès. Le prof de SVT nous a félicités et nous a mis seize. Il aurait pu nous mettre dix-neuf,

1. Lire *Vétérinaire c'est super !*

mais ça c'est un truc de prof. Il nous félicite, affirme qu'on a bien travaillé, que la documentation était importante, que l'argumentation était étayée d'exemples précis, et il nous met seulement seize !

Mais ce qui m'a fait le plus plaisir c'est que pendant que nous parlions, Tanguy et moi, on aurait entendu voler une mouche. Par contre, à la fin de notre exposé, les questions ont fusé : Combien y avait-il d'espèces menacées ? Quels étaient leurs noms ? Dans quel pays elles vivaient ? Comment pouvait-on les sauver ? Nous avons répondu de notre mieux. Finalement devant notre intérêt, le prof a promis que nous irions visiter le parc zoologique où ma tante travaille et il m'a demandé de me renseigner et de tout organiser. J'étais fière de sa confiance.

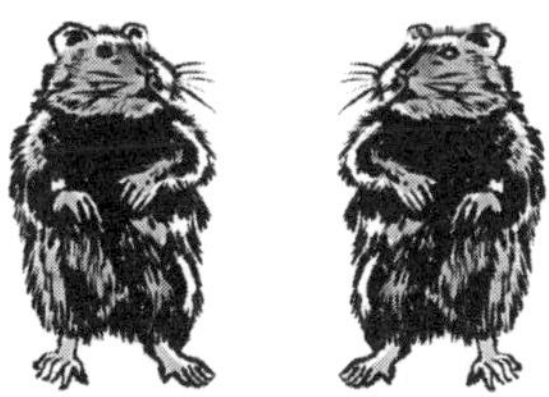

La veille de mon départ, j'emmène Cléo, Billy et Bunny chez Tanguy. Il est heureux de les avoir et malheureux que je parte sans lui.

– Qu'est-ce que je vais m'ennuyer quinze jours tout seul, me dit-il.

Je suis gênée. J'ai un peu l'impression de trahir notre amitié. Je plaisante pour détendre l'atmosphère.

– Oh, tu verras, trois animaux, ça occupe !

– Moins que de soigner des tigres, des lions ou des panthères !

Et brusquement, la vérité me frappe. Ce n'est pas moi qui lui manquerais, ce sont les félins ! J'ai cru à une déclaration d'amour, j'ai tout faux ! Je le rembarre sèchement :

– En somme, si je résume ta pensée, entre moi et tes chers animaux, c'est eux que tu choisis !

Il ouvre de grands yeux ronds et se défend :

– Je n'ai jamais dit ça !

– Si, tu l'as dit !

– Pas du tout.

Vexée, déçue et un peu triste, je sors de sa chambre sans ajouter un mot. Il m'appelle :

– Olympe, attends, on s'est mal compris !

Je ne me retourne pas. Maintenant, c'est sûr, on est fâchés.

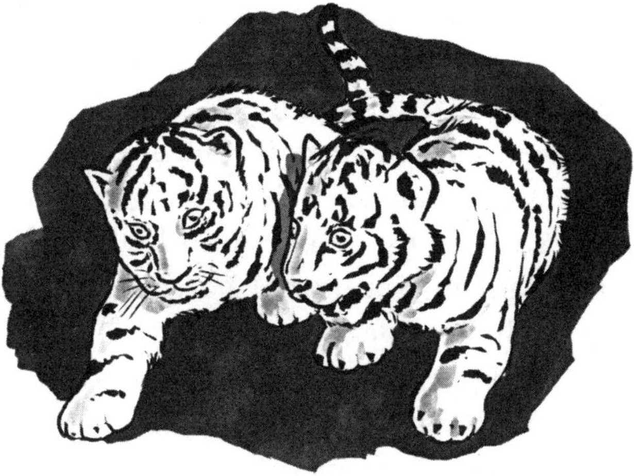

Un parc pour les félins

Enfin les vacances !

Florence est venue me chercher chez mes parents et pendant le trajet qui nous conduit chez elle, elle m'annonce :

– Deux petits tigres blancs sont nés il y a un mois.

– Des tigres blancs ! Génial ! On en parlait sur la notice que tu m'as prêtée.

– Alors dis-moi ce que tu as retenu sur l'origine du tigre blanc.

Je m'en souviens bien parce que c'est un passage que j'ai beaucoup aimé et je lui récite :

– Le tigre blanc n'existe que très rarement dans la nature. Il est dû à une mutation génétique. Le maharadja de Rewa, en Inde, en a découvert un en 1950 et il était si beau avec son pelage blanc rayé de noir et ses yeux bleus qu'il en est tombé amoureux. Il l'a appelé Mohan. Ensuite, il l'a accouplé à une tigresse du Bengale rousse et il est né…

– Des tigres blancs ! conclut ma tante.

Son piège est gros comme une maison ! Sûre de moi, j'enchaîne :

– Perdu ! Quatre tigres roux. Il a alors croisé Mohan avec une de ses filles et là quatre tigres blancs sont nés.

J'ai besoin d'une précision et je demande :

– Alors tous les tigres blancs du monde viennent de Mohan ?

– Oui. C'est pour cela que parmi les tigres blancs, il y a beaucoup d'anomalies génétiques : ils ont parfois des malformations, ils louchent. Pour les atténuer, on essaie de trouver des tigres qui ne soient pas d'une famille trop proche dans d'autres parcs zoologiques. C'est le zoo de Zurich qui nous a prêté un mâle qui s'est accouplé à notre femelle Begum. Trois mois plus tard, Zhao et Mandu sont nés.

– Je suis drôlement pressée de les voir.

– Ils vont bientôt sortir de leur box et les visiteurs pourront les admirer. Tu seras un bon guide, Olympe, tu as parfaitement réussi ton « contrôle sur le tigre blanc » !

Je souris, satisfaite.

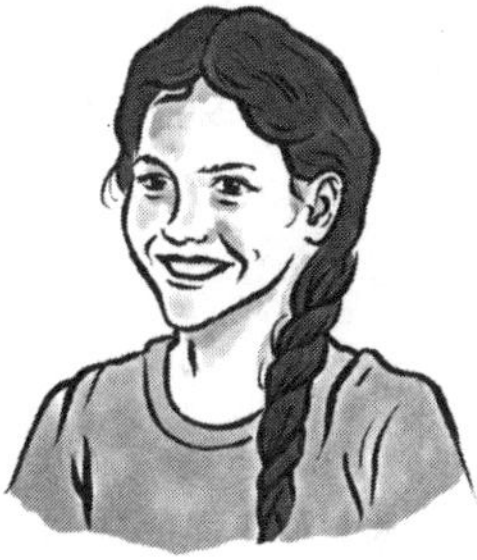

Florence gare enfin sa voiture sur le parking, puis nous franchissons le majestueux portail de l'entrée. Nous saluons la dame qui vend les billets, après quoi nous traversons une cour pour entrer dans un beau bâtiment en pierres. J'entends rugir des fauves un peu plus loin et je suis impatiente de les voir.

– Viens, me dit ma tante en poussant une porte, je vais te présenter à Patrick, notre directeur.

– Ah ! Voilà notre jeune bénévole ! s'exclame un homme d'une quarantaine d'années, au large sourire.

Il est assis derrière un ordinateur et se lève pour me tendre la main. Puis il se tourne vers ma tante :

– Tu te souviens des problèmes qu'ont eus les parcs de Zurich et de Berne il y a quelques mois ?

Ma tante hoche la tête et le directeur continue :

– Ils ont eu les mêmes au parc de Saint-Aignan !

– Je me doutais bien qu'un jour ou l'autre, la France serait concernée par ce fléau. Il faudra redoubler d'attention.

– Oui. J'appelle Maxime et Bertrand pour les mettre en garde.

Intriguée, je m'apprête à demander de quoi il s'agit lorsque trois personnes entrent dans le bureau. À leur combinaison verte, je suppose que ce sont les soigneurs. Au courant de ma venue, le plus âgé me dit :

– Je suis Maxime. Bienvenue parmi nous, enfin surtout bienvenue parmi les félins.

Je le remercie d'un sourire.

– Moi, je m'appelle Bertrand, me dit le second, plus jeune et souriant que le premier. J'espère que soulever des kilos de fumier ne t'ennuie pas, et que tu ne partiras pas en courant au premier rugissement de lion !

Pour lui montrer que rien ne peut me décourager, je lance :

– Aucun risque. Le fumier j'adore et je rugis aussi fort que les lions !

– Et voici Xavier, m'annonce le directeur en me désignant un jeune homme. Il est en stage chez nous depuis deux mois afin de devenir soigneur. Xavier, tu montres le parc à Olympe ? J'ai besoin de parler à Maxime et Bertrand.

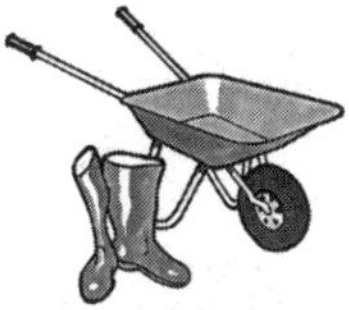

J'emboîte le pas de mon guide et nous avançons dans le parc boisé en suivant les allées. Chaque groupe de félins habite un vaste enclos grillagé planté d'arbres, d'arbustes et séparé du public par un large fossé. Certains félins disposent d'un étang, d'une mare ou d'une cascade, d'autres de grottes pour se cacher ou de rochers pour l'escalade.

J'admire les deux guépards, les panthères du Sri Lanka, les tigres de Sibérie, ceux de Sumatra, les panthères des neiges, les lions, mais je ne vois pas les cinq panthères noires mentionnées sur la pancarte fixée sur le grillage.

– Normal, m'affirme Xavier, elles adorent se cacher dans les arbres. Avec un peu d'habitude on connaît leurs coins favoris.

Je cherche en vain.

Soudain, il me désigne une queue noire qui se balance entre les feuilles :

– La femelle est là.

Je salue les lynx, les jaguars, les pumas, les panthères des neiges, les servals et les caracals. Je n'imaginais pas qu'il y avait tant de félins !

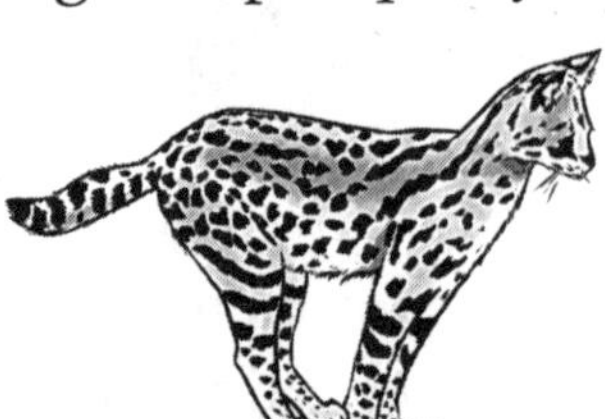

Une heure plus tard, Xavier me raccompagne au bureau de Florence. Cette visite est trop rapide à mon goût, mais ma tante m'explique :

– On n'a pas vraiment le temps, on doit s'occuper du départ d'un tigre de Sumatra pour l'Australie.

– Pourquoi part-il si loin ?

– Nous procédons souvent à des échanges entre zoos pour éviter les accouplements entre les animaux d'une même famille ou lorsque nous avons trop d'animaux d'une même espèce. Notre parc est membre de l'Association européenne des zoos et des aquariums et participe aux programmes européens d'élevage des félins menacés d'extinction. Nous soutenons aussi des fondations pour la sauvegarde des panthères des neiges, des panthères de l'Amour et des tigres.

– Et vous, vous n'accueillez pas d'animaux venant d'ailleurs ?

– Si. Dans quelques jours, nous allons recevoir une panthère nébuleuse mâle en provenance d'un parc suédois. Il y en a seulement une vingtaine en Europe. Nous espérons l'accoupler avec Taï-Chi, notre femelle. Le problème avec les panthères nébuleuses, c'est que parfois le mâle tue la femelle lors de la copulation, surtout quand ils sont en captivité.

– Non ? C'est affreux.

– En fait, il la mord dans le cou pour provoquer l'ovulation, mais ses crocs sont si puissants et si longs qu'il peut parfois la tuer. Alors au moment de l'accouplement, il faut être là pour les surveiller.

– C'est passionnant !

– Mais oui ! Pourquoi crois-tu que j'ai choisi le métier de vétérinaire ?

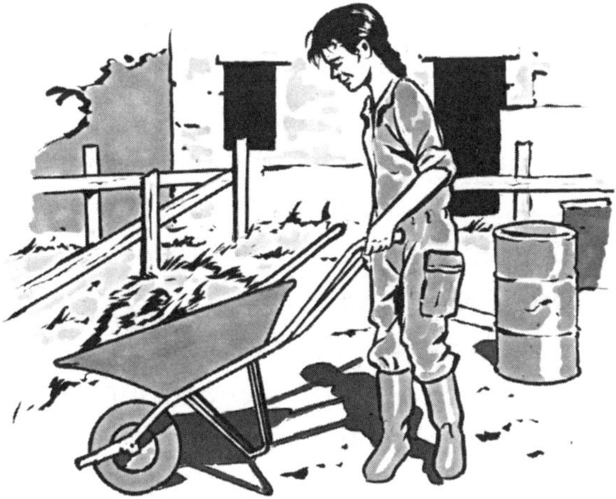

Je deviens aide-soigneur

Quel dommage que Tanguy ne soit pas avec moi !

J'ai eu tort de me fâcher. Mais c'est vrai que sa répartie m'a vexée. J'espérais compter plus pour lui que les animaux, parce que pour moi il compte beaucoup. Peut-être, après tout, s'est-il mal exprimé. Les garçons ne savent pas parler aux filles. C'est ma tante qui me l'a dit.

Le soir de mon arrivée, comme j'étais un peu triste, elle m'a demandé :

– Tes parents te manquent ?

– Oh, non, je ne suis plus un bébé !

– Tu regrettes d'avoir abandonné Tanguy ?

Je lui ai lancé un coup d'œil étonné. Avait-elle des dons de double vue ?

– Vous vous entendez bien tous les deux.

– Non, justement, on est fâchés.

– Que s'est-il passé ?

Je lui ai expliqué notre brouille.

– C'est bête de s'être fâchés pour si peu. Si j'étais toi, je lui téléphonerais.

Elle avait raison. Mais lui parler m'a paru un obstacle insurmontable. J'allais bredouiller, ou pire rester muette. Je pouvais lui envoyer un SMS, mais c'était trop bref, j'avais plein de choses à lui dire. Finalement, j'ai sorti une feuille et un stylo pour lui raconter ce que je faisais. J'espère que ça l'amusera et qu'il me répondra.

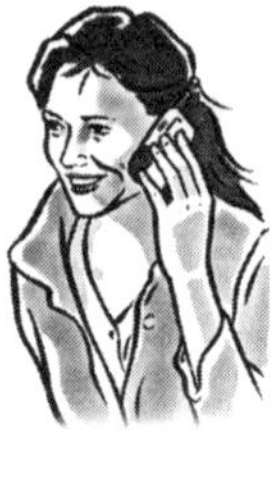

Les deux premiers jours, je charrie de nombreuses brouettes d'excréments.

Ensuite, conseillée par Maxime qui me montre comment me servir du couteau et du sécateur, je trie des quartiers de viande sanguinolents et je coupe des cous de poulet. Je suis parfois au bord de l'écœurement. Le plus dur c'est lorsque je dois saisir des rats morts par la queue. La première fois, je n'ai pas pu. Xavier l'a fait pour moi. Puis je me suis raisonnée. Si je veux devenir vétérinaire, il faudra que j'accepte de toucher toutes les bêtes, vivantes ou mortes. Xavier m'assure qu'il a eu les mêmes difficultés le premier mois de son stage mais qu'il s'est habitué.

Ensuite, Maxime ajoute des vitamines dans les cous de poulet dont se nourrit Pebbles, la femelle du chat pêcheur, parce qu'elle est enceinte. Puis il choisit des morceaux tendres pour Léo, le plus vieux des lions, et il augmente la ration dc poulets de Begum, la mère des bébés tigres blancs. Et là, je m'étonne :

– On lui donne les poulets avec les plumes ? Elle va s'étouffer.

– Non. Les félins adorent plumer les volatiles. Ça les distrait. Et puis dans la nature, ils ne les trouvent pas plumés !

Cette remarque me fait sourire.

Un matin, tandis que les lions sont encore enfermés dans leur box, Maxime me propose de l'aider à répandre du fumier de chèvre dans leur enclos. Étonnée, je m'exclame :

– Et moi qui croyais que leur enclos devait être propre pour qu'ils soient heureux !

– L'odeur des herbivores aiguise leur instinct de chasseur. Tu verras.

Une demi-heure plus tard, il ouvre la porte du box et les lions se dirigent vers le tas de fumier. Certains s'y roulent, d'autres le flairent en retroussant leurs babines, d'autres urinent dessus pour marquer leur territoire.

– C'est vrai qu'ils ont l'air de bien s'amuser ! Oh ! Ce lion a la patte arrière gauche tournée vers l'intérieur. Ça doit le gêner pour marcher.

– C'est Pacha. On pourrait l'opérer, mais on ne le fera pas. On serait obligés de l'isoler quelque temps et le mâle dominant risquerait de l'exclure du groupe ou pire de l'attaquer et de le tuer.

Et comme la vie des animaux me passionne je n'arrête pas de poser des questions.

– Pourquoi on n'entend jamais rugir les panthères ?

– Parce qu'elles ne rugissent pas. Elles feulent ou elles miaulent comme de gros chats.
– Il est bizarre le jaguarondi, pourquoi ?
– Oui, c'est vrai. Il ressemble un peu à une martre, mais il a un pelage court comme une loutre, une tête de belette et une longue queue de chat, mais lui, il nage très bien.

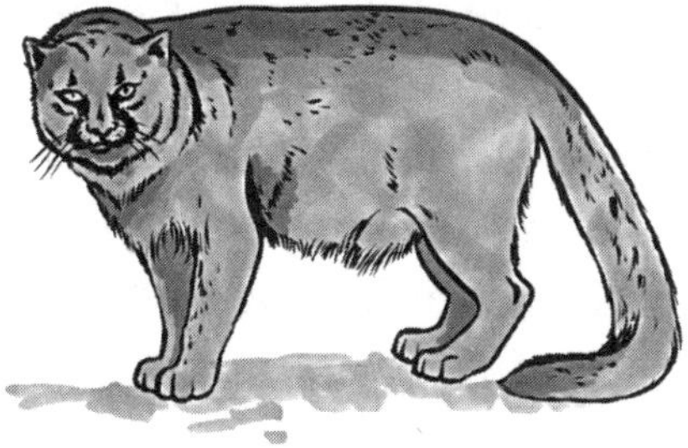

– Et pourquoi on l'appelle « nébuleuse » cette panthère ?
– Eh ! Arrête avec tes pourquoi, s'impatiente Maxime, on n'est pas des dictionnaires ambulants !
– Le directeur m'a donné un gros livre sur les félins, je te le prêterai, intervient Xavier.
Je le remercie.
– Pendant qu'on change la litière des lions, va voir si les bébés tigres sont en forme, me propose Maxime, tu as mérité une petite pause.

Il n'a pas besoin de me le répéter deux fois. Si je m'écoutais, je passerais mon temps derrière l'ouverture grillagée pratiquée dans la porte. Mais il ne faut pas rester trop longtemps et ne pas faire de bruit pour ne pas inquiéter Begum.

Je les observe donc en silence. Depuis plusieurs jours déjà, les petits s'éloignent de leur mère pour jouer ensemble. Ils courent, se bousculent, tombent, font semblant de se mordre. Ils ont quelque chose de noble et d'impressionnant et, en même temps, on les sent fragiles et tendres. Mon préféré, c'est Zhao. C'est le plus drôle, le plus curieux, le plus pataud. J'aurais envie de le serrer contre moi et de le câliner. Mais c'est impossible.

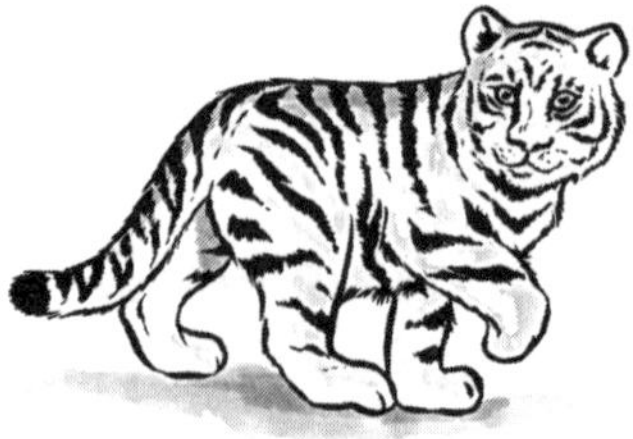

Florence me rejoint et m'annonce :

– Demain, Zhao et Mandu feront leurs premiers pas dehors et toi, tu commenceras ta carrière de guide.

Je suis très contente pour les bébés tigres et vaguement inquiète pour moi. Est-ce que je ne vais pas bafouiller, me tromper dans mes explications et être ridicule ?

– Viens, me dit ma tante, je vais t'expliquer quelque chose que tu pourras raconter lors de la visite.

Nous avançons jusqu'à l'enclos des petits félins.

– Tu vois, celui-ci est un chat de Gordoni ou plus exactement une chatte. Elle s'appelle Manou.

Contrairement à tous les félins du parc qui se cachent ou s'éloignent des hommes, Manou s'approche du grillage comme si elle voulait se faire caresser. Ma tante retient mon geste.

– Non ! Il ne faut jamais passer un doigt à travers le grillage, même si on a l'impression que le félin est apprivoisé.

– Et celui-là l'est ?

– Sa mère a eu quatre bébés et Manou était la plus faible. Dans la nature, elle serait morte. Pour la sauver, nous l'avons élevée au biberon.

– C'est génial !

– Pas tant que ça. Maintenant qu'elle est adulte, elle ne supporte plus ceux de son espèce et elle vit en solitaire.

– Zut, alors, c'est triste.

– Oui. Parfois, il vaut mieux que l'homme laisse agir la nature.

Ce que m'apprend Florence me fait réfléchir et me perturbe. Je n'arrive pas à me persuader qu'il est parfois préférable de laisser mourir un animal plutôt que de lui gâcher le restant de sa vie. Je viendrai souvent voir Manou pour lui remonter le moral. Peut-être finira-t-elle par accepter d'avoir des copains ?

Le mot « copain » me fait penser à Tanguy. Il n'a pas répondu à ma lettre. Et s'il était fâché pour de bon ?

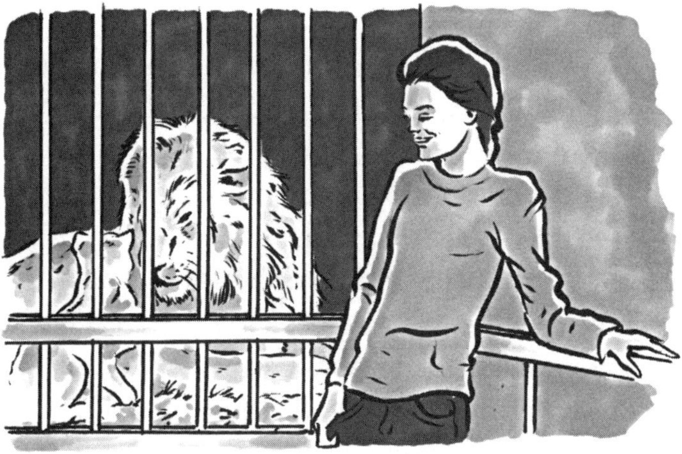

Ma première visite guidée

Le lendemain après-midi, j'attends les visiteurs dans le hall d'entrée à côté de Monique, la jeune femme qui vend les billets.

– Oh là, détends-toi, me lance-t-elle devant ma mine inquiète.

Je lui souris, mais le trac me tord le ventre comme avant un contrôle de maths.

– Si le directeur et Florence ont pensé que tu pouvais rendre les visites plus attractives en racontant ce que tu sais sur les félins, c'est qu'ils ont confiance en toi !

– Je sais, mais…

– Et puis la plupart des visiteurs font le tour du parc seuls en lisant les indications des panneaux.

– Et si on se moquait de moi…

– Tu feras de ton mieux. Maxime n'est pas loin. Tu l'appelleras si tu as besoin d'aide.

Elle cherche à me rassurer, mais ce n'est pas gagné. Ma tante m'a abandonnée à mon sort dès le matin, parce qu'elle opère Kalispera, une jeune tigresse de Sibérie de huit mois qui a un abcès à la gencive, et Xavier n'est pas là car c'est son jour de congé.

Ce matin, pendant que nous préparions la nourriture pour les félins, Maxime a râlé :

– On n'est pas assez nombreux et notre budget est si serré que Patrick ne peut pas embaucher. Les bénévoles sont rares ! Ils viennent un jour, parfois deux, mais ils s'imaginent que s'occuper des félins, c'est les chatouiller sous le menton, alors quand ils voient l'ampleur du travail, ils abandonnent !

Cette absence de bénévoles me donne une idée. Une idée qui me permettrait de faire plaisir à Tanguy et qui mettrait fin à notre dispute. J'ai le cœur qui bat lorsque je suggère :

– Mon copain Tanguy pourrait peut-être venir nous aider. Il adore les animaux.

– Pourquoi pas. Demande l'autorisation à Florence et à Patrick. Nous, on ne refuse jamais un coup de main ! m'assure Maxime.

Il faut absolument que ma tante et le directeur soient d'accord ! La perspective de vivre quelques jours avec Tanguy me regonfle à bloc.

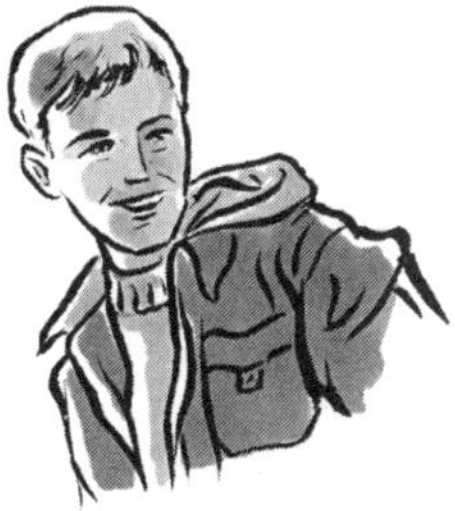

Ma tante surgit tout à coup à l'accueil, sa blouse verte tachée de sang. Je me précipite vers elle.

– Alors, cette opération ?

– Tout va bien. Kalispera s'est réveillée sans problème. Nous allons la garder une journée en observation avant de la rendre à sa mère.

Elle ôte rapidement sa blouse parce que les premiers visiteurs de l'après-midi arrivent et que la vue du sang peut les choquer. Elle m'attire dans le fond de la pièce et me rappelle les consignes :

– On ne lance rien aux animaux, ni nourriture, ni cailloux, ni bouteille vide ou pleine. On ne cherche pas à les embêter en glissant une branche à travers les grilles et, bien sûr, on n'escalade pas les protections. La distribution de leur goûter est à quinze heures trente. Les visiteurs sont toujours nombreux à vouloir y assister.

Une famille avec trois jeunes enfants se présente. Ma tante me pousse devant elle.

– Olympe se propose de vous guider dans le parc, dit-elle. Elle connaît plein d'anecdotes passionnantes.

– Avec plaisir, répond le monsieur.

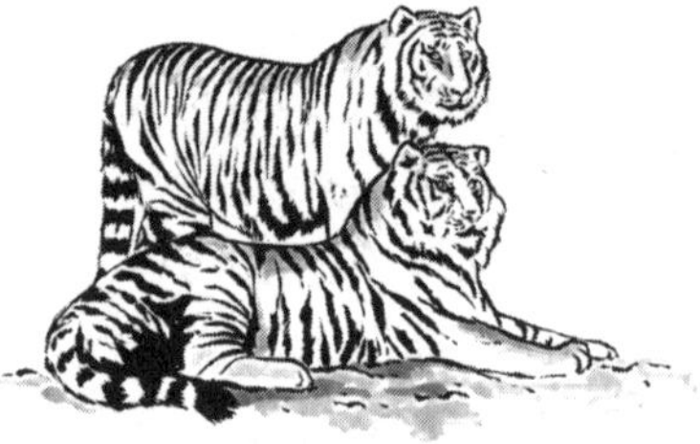

Nous commençons la visite par l'enclos des tigres blancs. Toute la famille s'extasie sur les bébés qui jouent dans l'herbe sous l'œil attentif de leur mère. Je leur raconte l'histoire du maharadja. L'aîné, qui s'appelle David et qui paraît avoir quatorze ou quinze ans, est très intéressé. Il me pose des questions auxquelles je réponds à peu près bien… enfin, il me semble. Personne n'est là pour me reprendre si je me trompe. Je leur apprends que l'hiver il faut une tonne de nourriture pour les cent animaux du parc, alors que l'été ils mangent la moitié moins.

– Chez les humains, c'est un peu pareil, ajoute le monsieur. L'hiver, on a besoin de plus de calories !

Nous poursuivons la visite avec les tigres de Sibérie, ceux de Sumatra et les lions. Les deux plus jeunes enfants s'amusent à rugir et cherchent celui qui possède la plus belle crinière. Moi j'explique que le dernier lion de l'Atlas a disparu en 1922, exterminé par une chasse trop intensive. David m'écoute avec attention.

– Tu sais plein de choses ! s'étonne-t-il.

– Oui. Les animaux, c'est ma passion. Ma tante est vétérinaire dans ce parc. Et pendant les vacances, j'aide les soigneurs.

– Tu as de la chance ! Ça me plairait aussi beaucoup.

À la fin de la visite, David insiste pour qu'on retourne voir une dernière fois les bébés tigres blancs.

– Ils sont vraiment trop chou ! s'exclame sa mère.

Nous restons quelques minutes à admirer leurs ébats. David semble hypnotisé. Mais ses deux jeunes sœurs trépignent pour aller acheter un souvenir et elles pénètrent avec leurs parents dans la boutique. David et moi les attendons à l'extérieur.

– Comme je n'habite pas très loin, me dit-il, je vais demander s'il est possible de faire mon stage de fin de troisième ici. Vétérinaire, c'est trop difficile, je suis pas très bon à l'école, mais soigneur j'adorerais.

Toute la famille se dirige bientôt vers la sortie. En passant, David me souffle :

– À bientôt.

À ce moment-là, mon téléphone portable émet le petit bip qui m'indique qu'un message est arrivé. Sans doute ma mère qui vient prendre de mes nouvelles, à moins que…

Je lis : « Bien reçu lettre. Suis plus fâché. Cléo, Billy, Bunny vont bien. Bises. »

Je suis super heureuse !

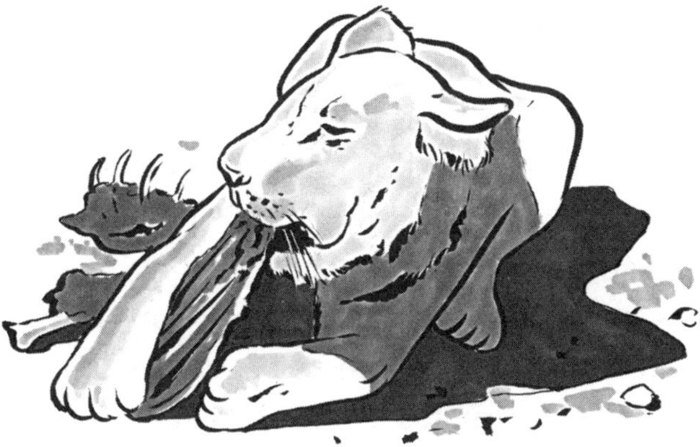

Un groupe turbulent

Je retourne aussitôt à l'accueil où une dizaine d'enfants chahutent, tripotent les peluches exposées, rient, bavardent. Un accompagnateur débordé essaie de les canaliser.

– Ah, Olympe ! s'exclame Monique en me voyant. C'est le centre aéré d'Ablis. On t'attendait avec impatience !

Elle me sourit, soulagée que ce groupe bruyant quitte son domaine.

– Suivez Olympe ! crie-t-elle et elle ajoute doucement à mon intention : Bon courage !

Dès que les enfants sont dehors, ils courent dans toutes les directions et j'ai du mal à leur faire comprendre qu'il vaut mieux suivre le parcours fléché si l'on veut voir tous les animaux.

Je commence :

– Dans le parc vivent une centaine de félins appartenant à vingt-six espèces et sous-espèces parmi les trente-six que compte notre planète.

Personne ne m'écoute. J'obtiens un peu d'attention devant l'enclos des panthères noires en leur suggérant de les chercher dans les arbres. Mais déjà certains ont filé vers les tigres de Sibérie. Le moniteur les appelle sans succès et court les récupérer. D'autres sont allés donner une partie de leur goûter aux canards qui barbotent dans l'étang. Je parviens cependant à capter leur attention en leur montrant les bébés tigres blancs.

– Qu'ils sont mignons ! s'écrie un petit garçon brun à la peau mate.

– Oui. On dirait vraiment des peluches comme celles qui sont dans la boutique de l'entrée, poursuit une fillette blonde.

– On a envie de les prendre dans ses bras et de les câliner, ajoute un garçon qui, quelques minutes auparavant, s'amusait à bousculer ses copains. Est-ce qu'on peut en acheter un ?

– Cyril ! gronde le moniteur, arrête de poser des questions idiotes !

La question n'est pas si bête que ça et j'explique :

– Les petits qui naissent dans le parc ne sont jamais vendus. Ils sont donnés ou prêtés à d'autres parcs pour fonder de nouveaux couples afin d'assurer la sauvegarde de l'espèce.

– Ah, dommage, grogne le garçon en enfonçant sa casquette jusqu'aux yeux.

– Un animal n'est pas un objet, je poursuis. Qu'il soit chat d'appartement ou félin sauvage. On doit le respecter et lui donner la meilleure vie possible.

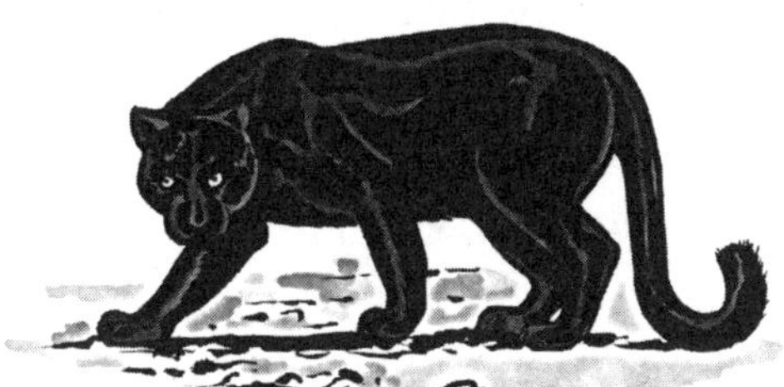

Ils ne m'écoutent plus car Maxime, qui pousse sa brouette remplie de quartiers de viande, les avertit qu'il va nourrir les lions. Les enfants lui emboîtent le pas.

Bientôt, le soigneur lance la nourriture par-dessus le grillage, le mâle dominant se jette sur un quartier et le partage avec ses femelles. Les autres attendent que leur chef soit servi pour manger. J'en profite pour leur apprendre que les lions sont les seuls félins à vivre en clans familiaux et qu'à l'intérieur de ces clans la hiérarchie est très précise. Le mâle dominant change tous les trois ans.

Nous restons un long moment à admirer le repas des fauves, puis le moniteur regarde sa montre, frappe dans ses mains et déclare :

– Il est l'heure de partir. Le car nous attend !

Ils rouspètent, assurent qu'ils n'ont pas tout vu. Pour les encourager, je leur promets :

– À la sortie, on vous remettra à chacun la photo d'un des félins du parc.

J'ajoute :

– Et la photo est dédicacée bien sûr.

Ils rient et finissent par se calmer.

Le moniteur en profite pour les compter et soudain, il s'écrie :

– Il en manque un !

Il recompte.

– Il manque Cyril ! Quelqu'un sait où il est ?

Personne ne sait.

Je propose d'aller à sa recherche. Le moniteur désigne Louisa, une jolie fillette noire, pour m'accompagner. Tout en marchant, je lui demande de me décrire Cyril :

– C'est le plus grand et le plus vieux. Il a neuf ans. Moi, je n'en ai que sept.

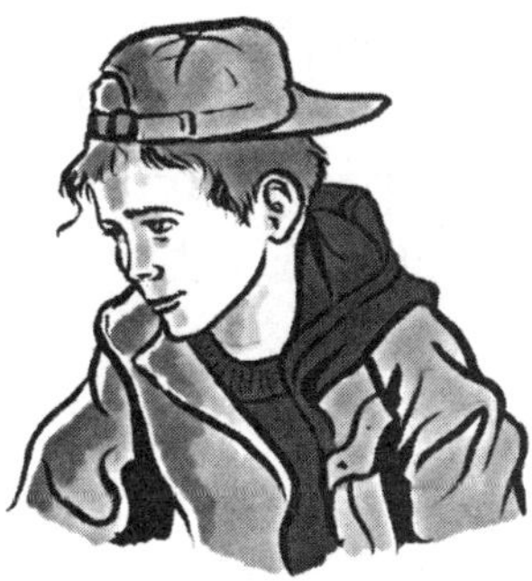

Nous regagnons l'enclos des lions en inspectant le moindre recoin et en l'appelant. L'angoisse me serre la gorge. Pourvu qu'il n'ait pas commis d'imprudence ! J'ose à peine regarder dans les enclos comme si j'allais le retrouver déchiqueté par un fauve.

C'est idiot, mais je ne peux ôter cette vision terrifiante de mon esprit. Pourtant, au fur et à mesure que nous avançons, rien de catastrophique ne semble être arrivé dans le parc. Les visiteurs continuent tranquillement leur promenade. Je croise Maxime et je l'interroge :

– Tu n'as pas vu un garçon de neuf ans tout seul ?

– Non. J'ai pas fait attention.

Nous inspectons les toilettes, les bâtiments de la mini-ferme et le musée. Il n'y est pas. J'examine l'arrière des box des petits félins. Peut-être a-t-il simplement voulu se cacher pour jouer ? Et s'il avait fait une fugue ? Et si on l'avait kidnappé ? Mon esprit en déroute m'envoie des scénarios catastrophes. Et brusquement, j'ai une idée :

– Viens, dis-je à Louisa, je crois savoir où il est.

Elle lève un visage inquiet vers moi et souffle :

– Tant mieux...

Nous accélérons le pas jusqu'à l'enclos des tigres blancs. Il y a du monde pour les admirer, mais j'aperçois immédiatement Cyril agenouillé à l'endroit où jouent Zhao et Mandu.

Je pousse un soupir de soulagement. Il ne nous entend même pas approcher et lorsque je lui touche l'épaule, il sursaute et me dit en guise d'excuse :

– Ils sont vraiment trop mignons.

Mais Louisa qui a eu très peur l'invective :

– T'es malade d'être parti comme ça ! On t'a cherché partout !

Et lui, le bagarreur, rentre la tête dans les épaules et reprend :

– Je voulais pas partir sans les revoir une dernière fois.

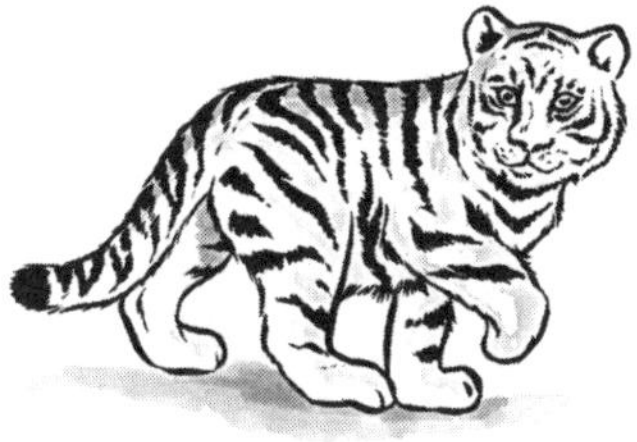

– Tu reviendras, lui dis-je.

– Ça m'étonnerait. Mes parents détestent les animaux. Et pourtant, qu'est-ce que j'aimerais en avoir un.

– Parfois les parents changent d'avis. La mère de mon copain Tanguy ne voulait pas d'animaux et maintenant il a un chat, alors tu vois…

Il soupire :

– Ouais, on peut toujours espérer…

Mais je sens bien qu'il n'y croit pas.

Cyril regagne son groupe, le car part enfin. Je suis heureuse d'avoir rempli ma mission.

Si Tanguy avait été avec moi, ç'aurait été cent fois mieux !

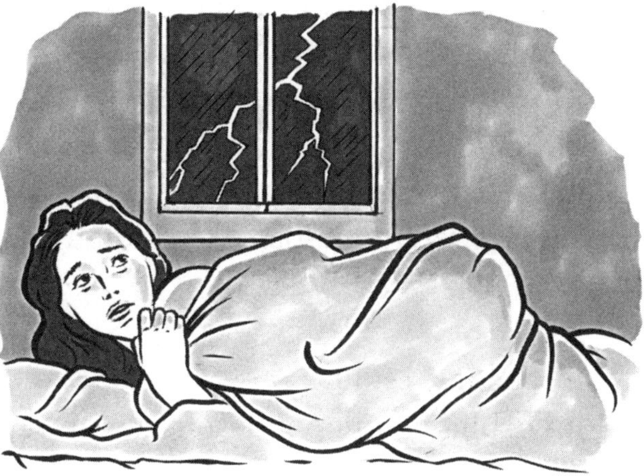

Un orage terrifiant

Le soir, pendant que ma tante prépare le repas, je lui raconte ma journée et, habilement, je glisse :

– C'est un travail passionnant, mais si on était plus nombreux, ce serait moins stressant !

– Nos budgets sont très serrés et ce n'est pas évident de trouver des bénévoles motivés.

– Moi, j'en connais au moins un : mon copain Tanguy.

– Je croyais que tu étais fâchée avec lui ?

– Plus maintenant. Il serait si content de vivre quelques jours parmi les animaux.

– Alors qu'attends-tu pour lui téléphoner ?

Je me jette à son cou et la dévore de baisers.

Je fonce dans le salon, compose le numéro. La sonnerie retentit là-bas chez Tanguy. On décroche.

– Allô ?

La chance ! C'est lui !

Je lui explique qu'on a besoin de lui, sans lui avouer que c'est moi qui ai besoin de lui.

– Je demande à ma mère, me répond-il. Ne quitte pas !

Au bout de quelques minutes, il lance d'une voix joyeuse :

– Elle est d'accord. Elle m'accompagnera demain en voiture, vers midi.

– Super ! Et qui gardera mes hamsters et mon lapin ?

– Ma sœur Caroline. Elle sera trop contente !

– Alors à demain.

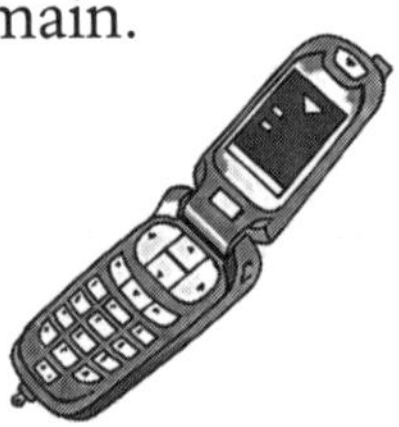

Dans la nuit, je suis réveillée en sursaut par un violent orage. Les éclairs et les coups de tonnerre se succèdent, la pluie mêlée de grêle tambourine contre les volets et le vent siffle et hurle dans les arbres. Pas rassurée, je me cache sous ma couette.

Le téléphone sonne. Que se passe-t-il ?

Bientôt, ma tante entrebâille ma porte. Elle a mis des bottes et, tout en finissant de boutonner son imper, elle m'annonce :

– Je file au parc, il y a un problème.

La perspective de rester seule alors que les éléments sont déchaînés ne me réjouit pas et je proteste :

– Attends, je viens avec toi !

– Pas le temps. C'est urgent. Rendors-toi, j'en ai pour une heure pas plus.

Et elle m'abandonne.

Évidemment, je ne peux pas me rendormir. Je compte les secondes entre l'éclair qui illumine ma chambre et la foudre qui me fait sursauter.

Petit à petit la tempête s'éloigne. Le vent s'arrête, la pluie cesse. On dirait que tout est mort dehors et c'est encore plus angoissant.

Je me lève pour attendre Florence. Il me semble qu'il y a un siècle qu'elle est partie. L'inquiétude me ronge. Et si un arbre lui était tombé dessus ? Et si les enclos du parc s'étaient brisés et que les animaux s'étaient échappés, semant la terreur dans la région ? Et si on était obligés de les abattre ? Et si…

Pourquoi ne revient-elle pas ?

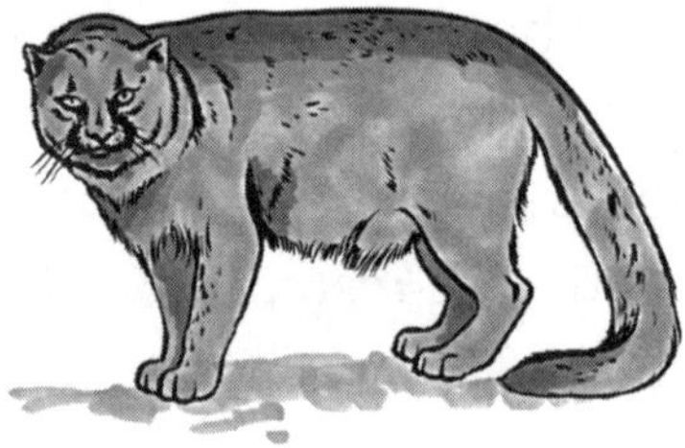

Un bruit de pas… La clef tourne dans la serrure, la porte s'ouvre sur Florence échevelée. Je me jette dans ses bras.

– Enfin ! Tu as été longue !

– La femelle jaguarondi est morte : crise cardiaque.

– Oh, non !

– Et ce qui est encore plus triste, c'est qu'elle était enceinte de trois petits. Cette espèce se reproduit rarement en captivité. Le mâle nous avait été prêté par le zoo de Munich.

– Je ne pensais pas que les animaux avaient peur de l'orage.

– Là, c'était carrément une tempête. Heureusement, les clôtures ont résisté et, à part quelques piquets tordus, des vitres brisées par la grêle, des branches cassées et les allées ravinées par la pluie, il n'y a rien de grave. Demain matin le directeur et les soigneurs répareront les dégâts les plus importants pour que le parc ouvre comme d'habitude à dix heures.

– Est-ce que je pourrai les aider ?

– On va dormir un peu et nous irons ensemble vers sept heures.

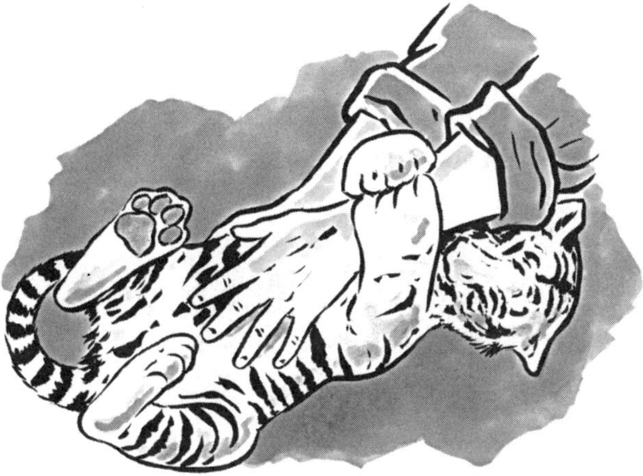

Où est Zhao?

À six heures, lorsque ma tante me réveille, je ne suis pas en grande forme. Je n'ai pas assez dormi, mais, devant l'ampleur de la tâche qui m'attend, je me dépêche d'avaler mon bol de chocolat et de prendre ma douche.

– Ne fais pas cette tête, me dit-elle, perdre un animal, c'est toujours triste, mais il faut relativiser. Tous les autres s'en sont sortis sans mal.

Dès que nous franchissons le portail du parc, nous apercevons Patrick en grande discussion avec Maxime et Bertrand. Il vient vers nous avec un air catastrophé et nous annonce brutalement :

– Zhao a disparu !

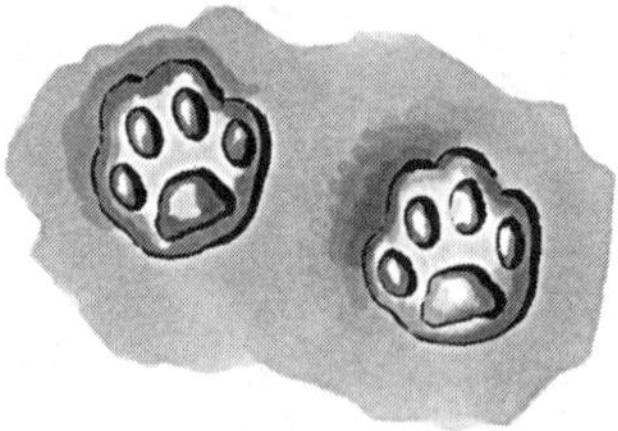

La phrase me percute le cerveau et bêtement, j'insiste pour être certaine d'avoir bien compris :

– Le bébé tigre blanc ?

– Oui.

– La femelle et ses petits n'étaient pas enfermés dans le box comme tous les soirs ? interroge ma tante.

– Si. Mais avec la tempête, la porte a dû s'ouvrir. Il n'y a plus que Begum et Mandu dans l'enclos.

– À minuit, j'ai vérifié les box, affirme Bertrand. Il n'y avait rien d'anormal.

– C'est curieux, mais il est vrai que le pêne de la porte des tigres blancs fonctionnait mal. Le serrurier devait venir le changer ce matin.

– Zhao est si petit, si pataud, il n'a pas pu aller loin, dis-je.

– De toute façon, il lui était impossible de franchir le grillage et le ravin, affirme ma tante.

– Une branche, charriée par le vent, a fait un trou dans la clôture, explique Bertrand.

– Eh bien, on est dans de beaux draps ! grogne Patrick. Il faut fouiller le parc !

– C'est fait. On ne l'a pas trouvé, répond Maxime.

– On va recommencer et étendre la recherche aux alentours !

– Mais comment se fait-il que Mandu et Begum ne se soient pas sauvées elles aussi ?

– Le trou n'était pas très gros. Seul Zhao a pu passer.

Nous explorons minutieusement le parc. À chaque instant, je m'attends à découvrir le bébé tigre terré dans un coin, mais au fil des heures l'espoir s'envole. Zhao n'est nulle part.

– S'il est sorti du parc, c'est une catastrophe. Il va mourir de faim et risque de se faire écraser par une voiture, dit ma tante.

– Ou alors, on nous l'a volé, suggère le directeur.

Je pousse un cri :

– Volé ? Mais qui ?

– Ceux qui ont sévi au parc de Saint-Aignan : le gang des tigres ! Je vais déclarer la disparition à la gendarmerie, mais si c'est eux, Zhao est déjà à des kilomètres d'ici. Il sera probablement vendu à l'étranger. Il paraît que les émirs des pays d'Orient les achètent à prix d'or.

Les larmes me montent aux yeux. Ma tante m'entoure les épaules de son bras pour me réconforter. Et soudain, une question me brûle les lèvres :

– Et comment les voleurs ont-ils pu pénétrer dans le box ou l'enclos sans que Begum ne les dévore ?

– S'ils l'ont endormie à l'aide d'un pistolet hypodermique, ils n'avaient plus qu'à se servir, m'explique Florence.

– Mais pourquoi ils n'ont pas emporté Mandu ?

– Peut-être ont-ils été gênés par la tempête. Ou alors, ils ont été surpris par l'arrivée des soigneurs.

Patrick cherche à me remonter le moral :

– Il est encore trop tôt pour s'alarmer. Quelqu'un va peut-être le découvrir sur le bord d'une route ou dans son jardin et nous le ramener.

Mais j'ai l'impression qu'il n'y croit pas trop.

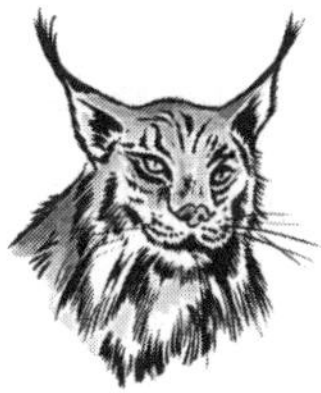

Je suis Maxime dans la réserve afin de préparer les repas des félins, mais le cœur n'y est pas. Je regarde sur le tableau affiché au-dessus du plan de travail ce que doit comporter chaque seau, mais mon cerveau n'imprime pas ce que je lis.

Tout à coup Maxime me gronde :

– Olympe ! Tu as mis trois poulets pour le lynx ! Il va mourir d'indigestion !

Je m'excuse, les yeux brouillés de larmes.

– Si tu veux travailler avec les animaux, m'explique-t-il, il faut prendre sur toi et ne pas pleurer à chaque incident, sinon tu te transformeras en fontaine quand un animal partira dans un autre zoo ou qu'il sera malade.

Je renifle et je bredouille :

– Excuse-moi, je… je vais faire attention et…

– Laisse tomber la cuisine pour ce matin et va te promener dans le parc, ça te changera les idées.

En sortant, je croise Bertrand. Il vient de nettoyer l'enclos des tigres blancs comme chaque matin. Il me tend une carte colorée, toute gondolée.

– Tiens, elle était dans l'enclos des tigres blancs. Tu as dû la perdre tout à l'heure.

C'est une carte Magic : la folie du moment. À la récré, les garçons se les échangent et parfois même se les volent. Je m'apprête à lui dire qu'elle n'est pas à moi lorsque le directeur m'appelle :

– Olympe ! Il y a quelqu'un pour toi à la réception.

Un coup d'œil à ma montre. Il est à peine onze heures. Tanguy est en avance !

Je glisse la carte dans la poche de mon jean et je cours l'accueillir.

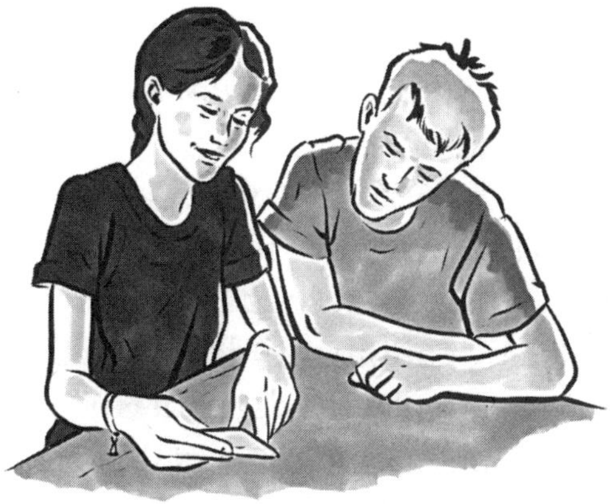

Les débuts de l'enquête

Un sac de voyage à ses pieds, il sourit, signe qu'il ne m'en veut pas.

– Salut ! Drôlement contente que tu sois là !

– Moi aussi, lâche-t-il.

– Bon, je ne m'attarde pas, j'ai une tonne de choses à faire ! nous explique sa mère. Sois sage avec la tante d'Olympe qui a la gentillesse de t'accueillir et écoute bien les consignes.

Elle lui claque deux baisers sonores sur les joues. Tanguy fronce le nez. Sa mère le prend encore pour un bébé et ça l'agace.

Dès qu'elle est remontée dans sa voiture, j'annonce à Tanguy comme si la nouvelle ne pouvait pas attendre :

– Un des bébés tigres blancs a disparu !

Je lui parle du gang des tigres qui a déjà sévi dans plusieurs parcs d'Europe.

– Voler des bijoux ou des tableaux, c'est nul, mais pour voler des tigres, il faut être fou ! s'emporte Tanguy. Qu'est-ce qu'ils en font ?

– Si l'animal est vieux, ils vendent sa peau comme tapis et ses os pour fabriquer des médicaments appréciés dans certains pays. S'il est jeune, ils le vendent à des excentriques prêts à payer cher le luxe d'avoir un félin chez eux. Et comme les tigres blancs sont très rares, les prix sont très élevés !

– C'est affreux !

– Tu l'as dit, et ça me met hors de moi !

Soudain, je me souviens de la carte Magic. Je la sors de ma poche.

– Elle était dans l'enclos des tigres blancs.

– C'est la carte du magicien du soleil. Elle est rare. Moi, je ne l'ai pas. Et tu crois que le coupable a perdu cette carte en volant le tigre ? reprend Tanguy.

– Oui.

– C'est idiot ! Un enfant de notre âge ne volerait pas un tigre !

– Peut-être que cette carte appartient au fils du voleur ?

– Ou à un des soigneurs qui a un enfant !

– Zut, je n'y avais pas pensé. Je ne sais pas si Bertrand a des enfants, et Maxime a plutôt l'âge d'être grand-père.

– Eh bien, on va démarrer notre enquête en les interrogeant. Ça te va ?

Et comment !

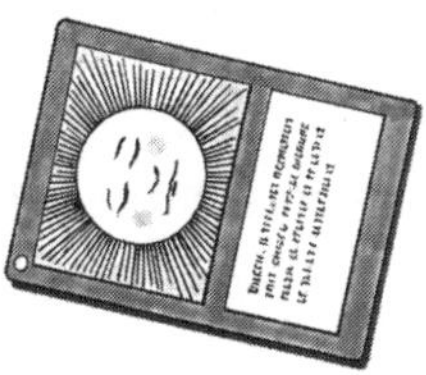

À cet instant, un camion entrant dans la cour attire notre attention. Ma tante sort de son bureau, une liasse de papiers à la main, le directeur et Maxime sur ses talons. Ils serrent la main de Tanguy, lui souhaitent la bienvenue, puis ma tante nous explique :

– C'est la panthère nébuleuse mâle qui arrive de Nordens Ark, en Suède.

Nous nous penchons vers la caisse. Je n'aperçois d'abord qu'une peluche au pelage grisâtre parsemé de taches plus foncées, un nez rose, des yeux dorés. Elle n'est ni très grande, ni très grosse et bien qu'elle ouvre de temps en temps la gueule pour montrer ses crocs, elle ne m'impressionne pas vraiment. Et puis, elle semble si terrorisée, si triste, si seule. J'aimerais la caresser pour la rassurer.

Ma tante prévient mon geste :

– Attention, ce gros chat est un fauve ! On ne le touche pas ! Nous allons l'isoler trois ou quatre jours pour qu'il s'habitue à son nouveau lieu de vie, puis nous le présenterons à Taï-Chi.

Et je termine avec assurance :

– Et s'ils se plaisent, nous aurons des bébés !

– Nous n'en sommes pas encore là. Comme je te l'ai dit, l'accouplement des panthères nébuleuses est problématique.

– Bon, il ne faut pas que l'arrivée d'un nouveau pensionnaire nous fasse oublier les autres, remarque Maxime.

Puis, tapant sur l'épaule de Tanguy, il ajoute :

– C'est toi notre nouveau bénévole ?

– Euh... oui...

– Heureusement que tu es là, parce que Xavier est malade.

– Qu'est-ce qu'il a ? s'informe ma tante.

– Une angine. Il sera absent deux ou trois jours. Ça tombe mal, avec tout le travail qu'il y a en ce moment !

– Les gendarmes viendront interroger tout le monde en début d'après-midi, intervient le directeur.

– Nous interroger nous ? s'étonne Maxime, mais on n'a rien vu puisqu'on n'était pas là.

– Ils font leur métier, réplique le directeur avant de repartir dans son bureau, appelé par la sonnerie de son téléphone.

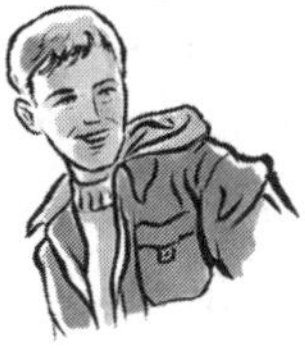

Maxime soupire, puis saisissant le bras de Tanguy il le tâte et ajoute pour plaisanter :

– Tu n'es pas bien costaud, mais d'ici quelques jours, à force de charrier les brouettes de fumier, tu ressembleras à Musclor !

Saisissant la balle au vol, Tanguy enchaîne :

– Je préférerais ressembler à Volpor.

– Qui c'est celui-là ?

– Un personnage des cartes Magic. Vous ne connaissez pas ?

– Comment veux-tu que je connaisse ça à mon âge ?

– Ben… vos petits-enfants doivent en avoir.

– Je suis célibataire. Mes enfants ce sont les animaux, et eux ne jouent pas avec ces trucs idiots ! Les humains, il leur faut sans cesse des nouveautés pour les distraire : des ordinateurs, des téléphones portables, des baladeurs… Alors que la vraie vie… La vraie vie, les enfants, elle est avec la nature et les animaux.

J'aurais dû m'en douter. Maxime aime trop les animaux pour leur faire du mal. Il n'a rien à voir avec l'enlèvement de Zhao.

Je dois montrer la carte à ma tante. Cela pourra mettre la gendarmerie sur une piste. Je plonge la main dans la poche de mon jean, lorsqu'elle nous dit :

– Je file dans mon bureau envoyer un mail à Nordens Ark pour les rassurer sur le sort de Wang.

Je lui donnerai la carte ce soir.

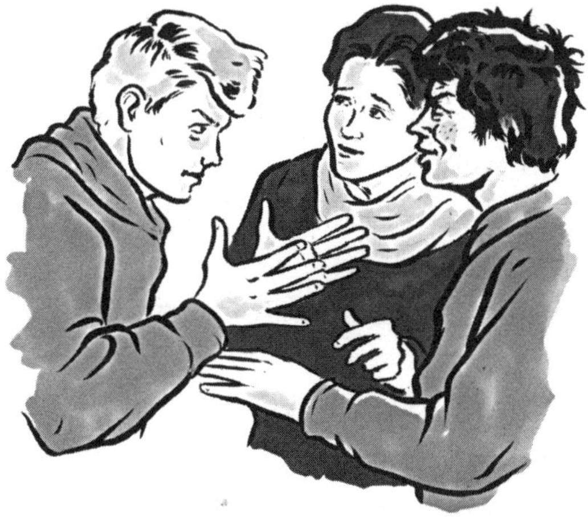

Un suspect

Dans l'après-midi, je fais visiter le parc à Tanguy en lui répétant ce que j'ai appris sur les félins :

– Tu es un véritable guide ! s'exclame-t-il, impressionné.

C'est un super compliment !

À cet instant, Monique m'appelle pour que nous guidions un groupe d'une dizaine de personnes âgées. Tanguy me suit et écoute mes commentaires. Ce soir, je lui prêterai ma documentation afin qu'il puisse, à son tour, renseigner les visiteurs.

Soudain, un garçon franchit le portillon de l'entrée.

– Hou, hou ! Olympe !

C'est David.

– Je suis venu en vélo. Vingt kilomètres, c'est rien du tout !

– Je suis contente de te revoir, lui dis-je en souriant.

J'ai un peu l'impression de le connaître depuis longtemps parce que notre passion pour les animaux a créé un lien entre nous.

– Si vous voulez bien nous suivre ! lance brusquement Tanguy.

Les visiteurs lui emboîtent le pas. Je ferme la marche avec David et je lui annonce :

– Zhao a disparu. On pense qu'il a été volé, peut-être par un gang spécialisé dans le vol des tigres.

– C'est scandaleux !

Le groupe m'attend devant l'enclos des guépards. Tanguy a un visage fermé et il marque son impatience en frappant le sol du bout du pied.

Je commence mes explications :

– Le guépard vit en Afrique et au Moyen-Orient. Comme vous pouvez le constater, il a un corps svelte et musclé avec des membres très longs...

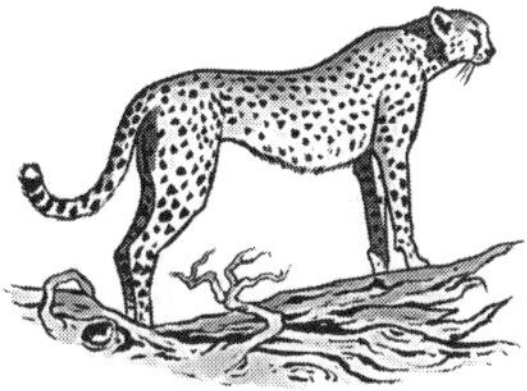

Tanguy s'est reculé de quelques pas et ne m'écoute pas. Je perds le fil de mon texte.

– Sa robe tachetée est un excellent camouflage et il...

Serait-il fâché ?

– Sa queue se termine par deux gros anneaux noirs et une touffe blanche et...

Zut ! Je ne me souviens plus de rien.

– C'est le mammifère terrestre le plus rapide du monde, continue David. Il peut atteindre cent kilomètres à l'heure et rattraper n'importe quelle proie.

Je lui adresse un sourire de remerciement et je poursuis :

– La femelle Leia, que vous voyez sur la gauche, est sans doute enceinte. Si c'est le cas, ce serait une première pour le parc.

– Vous n'en êtes pas sûrs ? s'étonne un monsieur à la barbe blanche.

– Non. L'épaisseur de sa fourrure cache la grosseur de son ventre… et faire une échographie n'est pas facile, il faut l'endormir et ce serait prendre des risques inutiles pour les petits, s'il y en a. Mais certains signes nous permettent d'envisager une naissance prochaine.

– Lesquels ?

J'essaie de me souvenir de ce que m'a raconté Xavier :

– Leia a un comportement bizarre. Certains jours, elle marche sans arrêt et elle ne dort pratiquement pas, d'autres, elle ne sort pas de son box.

– Bon, on continue la visite, intervient Tanguy, sinon on n'aura pas terminé avant la fermeture.

Je le foudroie du regard. Qu'est-ce qui lui prend ? Il ne desserre pas les dents et entraîne tout le monde au pas de charge !

Nous abandonnons les visiteurs devant la sortie et j'ai bien l'intention d'exiger qu'il m'explique son comportement, mais David, lui, n'est pas pressé de partir.

– Ah, là, là, vivre avec des félins, c'est mon rêve ! soupire-t-il.

– Moi aussi, lui dis-je.

– Mon père a écrit une lettre au directeur pour lui demander qu'il me prenne en stage en juillet. Si tu étais là, en même temps que moi, ce serait super !

– Tu as des cartes Magic ? coupe Tanguy.

Il soupçonne David ? Il est fou ?

– Euh… non, se trouble David. Enfin, si. J'en ai peut-être encore quelques-unes.

– Ah, tu reconnais que tu en as !

– Pourquoi ? Tu veux que je t'en apporte ?

– Ne détourne pas la conversation, répond sèchement Tanguy.

– Je ne détourne rien. Je ne vois pas où tu veux en venir, c'est tout.

– Tu les avais avec toi lors de ta dernière visite au parc ? reprend Tanguy.

– Non. Je ne sais même plus où elles sont.

Je suis de plus en plus mal à l'aise. Tanguy pourrait être moins direct. Là, on se croirait dans une série télé lorsque l'inspecteur de police cuisine le coupable.

– Hé, doucement ! Je ne vois pas ce qui te donne le droit de me parler sur ce ton !

Croyant bien faire, je lui avoue :

– On en a retrouvé une dans l'enclos des tigres blancs.

– Quoi ! s'étrangle David, et vous... vous me soupçonnez ?

Je bredouille :

– C'est-à-dire que non, mais...

– Oui ! lâche Tanguy, parce que, à mon avis, c'est celui qui volé Zhao qui a perdu cette carte.

– Alors, ça, c'est la meilleure ! Des cartes Magic, tout le collège en a ! Ce n'est pas une preuve ! Et puis il suffit qu'une carte soit tombée d'une poche et qu'une rafale de vent l'ait envoyée dans l'enclos !

Tanguy baisse la tête. Le vent ! On l'avait oublié. Et avec la tempête de la nuit dernière...

– Ouais, tu as raison, admet-il, penaud, je me suis peut-être emballé un peu vite !

– Ça, c'est sûr ! J'aime les tigres, mais il aurait été trop malheureux dans l'appartement de mes parents : pas le droit de monter sur le canapé en cuir, pas le droit de se vautrer sur les tapis du salon, pas le droit de mordiller les pieds de la table. Tu parles d'une vie pour un fauve !

Tanguy sourit. Moi j'éclate carrément de rire. Les deux garçons se tapent dans la main, signe qu'ils sont prêts à devenir amis.

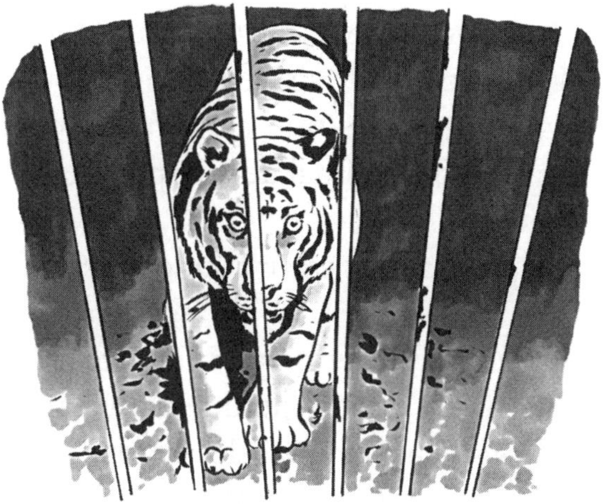

Le départ de Ghir

Avec Tanguy nous passons la soirée à rêver de partir découvrir les félins en Afrique, en Asie, en Amérique, d'interdire la chasse des espèces menacées, d'arrêter les braconniers, de dire partout qu'il faut cesser de polluer la planète afin de sauvegarder les animaux sauvages.

En fait, nous essayons de nous changer les idées, car la seule chose qui nous préoccupe vraiment c'est Zhao. La preuve, après une heure de discussion, Tanguy me demande brusquement :

– Tu crois qu'on le retrouvera ?

– Je ne sais pas. Mais penser qu'il est peut-être enfermé dans une cage minuscule et qu'il va servir d'animal de compagnie, ça me révolte !

– Tu crois que la carte Magic, c'est un bon indice ?

– Je l'ai cru un moment. Mais avec la tempête, la carte a pu être perdue par un visiteur et s'envoler dans l'enclos des tigres.

– Patrick a parlé du gang des tigres.

– Si c'est un gang, ça veut dire qu'ils sont parfaitement organisés. Tu es d'accord ?

– Ben… oui.

– Dans ce cas, ils auraient volé les deux bébés tigres.

– Pas s'ils ont été dérangés en pleine action !

– C'est vrai.

Tanguy bâille à se décrocher la mâchoire. Il s'allonge sur le lit pliant que ma tante a installé en face du mien. Il me souhaite bonne nuit, mais je doute qu'elle soit bonne. Trop d'idées tournent dans ma tête.

Pourtant, au matin, nous sommes si heureux de travailler dans le parc que nous nous réveillons en pleine forme.

Dès que nous arrivons, Maxime nous donne le programme :

– Allez, les jeunes, au boulot ! Enfilez vite vos combinaisons et vos gants puis vous irez nettoyer les enclos des petits félins, ensuite vous préparerez leur nourriture. Tout est inscrit sur le tableau.

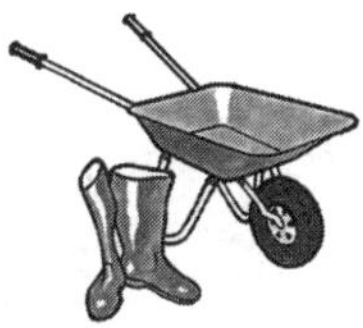

Nous pénétrons dans le vestiaire lorsque la sonnerie du portable de Maxime retentit. Il prend la communication et s'éloigne. Nous le suivons jusqu'à un arbre derrière lequel nous nous cachons.

– Combien en proposez-vous ? murmure-t-il.

Nous n'entendons pas la réponse de son interlocuteur mais Maxime s'emporte :

– Deux mille euros ? C'est pas assez. Je ne le vends pas à moins de quatre mille !

À ce moment-là, Tanguy pose le pied sur une brindille qui craque, Maxime se retourne, nous voit et se dirige à pas rapides vers l'enclos des lions.

– Est-ce qu'il parlait de Zhao ? me demande Tanguy.

– Je ne sais pas, mais sa conversation avait l'air bien secrète puisqu'il est parti dès qu'il nous a vus.

– Ouais, c'est bizarre.

Et nous regagnons le vestiaire pour nous changer.

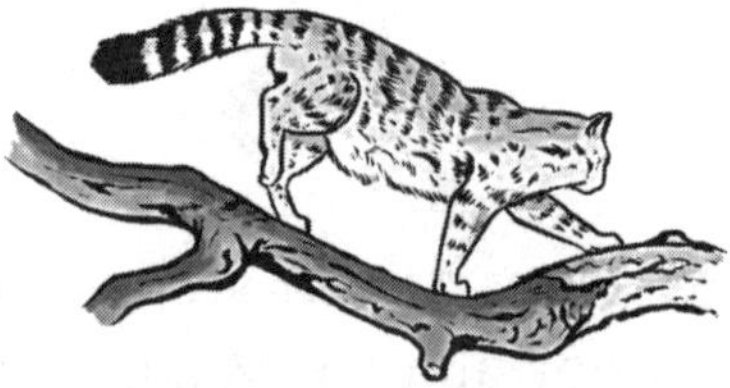

Bientôt, nous entrons dans l'enclos des petits félins tandis qu'ils sont encore enfermés dans leurs box. Il faut enlever leurs excréments, les plumes et les carcasses des volailles. C'est plus agréable pour eux et pour les visiteurs, mais pour nous... pouah ! c'est dégoûtant ! Heureusement, Tanguy fait le pitre en maniant sa fourche et en poussant sa brouette et nous rions beaucoup.

Une heure plus tard, Maxime vient inspecter notre travail. Il ne nous fait aucune réflexion désobligeante. Il courbe le dos et traîne sa fourche comme si elle pesait une tonne.

Soudain, son téléphone sonne. Il écoute et grommelle d'une voix sombre :

– D'accord, j'arrive.

Intrigués, nous le suivons jusqu'à l'enclos des tigres de Sumatra.

– Il en manque un, dis-je, intriguée après les avoir machinalement comptés. J'espère qu'on ne l'a pas volé !

– Non. C'est Ghir, on l'a isolée, me répond Maxime.

– Elle est malade ? s'inquiète Tanguy.

– Non. Elle part aujourd'hui pour Taronga en Australie et...

Il pousse un soupir et enchaîne :

– Je l'ai vue naître. C'était dans la nuit du 10 octobre 2004. Nous attendions tous cet événement, mais c'est moi qui étais là lorsque la femelle a mis bas. Il y avait deux petits, un mâle et unc femelle. Elle les a flairés, léchés. Le mâle s'est immédiatement mis à téter. Ghir était plus chétive, elle ne savait pas s'y prendre. Nous avons cru la perdre... Enfin, elle s'est accrochée à une tétine. Quelle émotion lors de la première pesée ! Nous avions fait sortir la mère, puis j'ai frotté mes mains dans la paille de la litière pour masquer mon odeur et je l'ai prise. Elle était minuscule : à peine un kilo. Je m'en souviens comme si c'était hier.

Il s'arrête un instant. Sa voix tremble un peu.

– Son frère était plus gros, il pesait deux kilos. On leur a glissé une puce électronique sous la peau et...

Je lance avec assurance, car j'ai vu un reportage sur la naissance de bébés tigres dans un parc zoologique :

– ... Et vous avez désinfecté le cordon ombilical !

– Non. Ici, on laisse agir la nature, on intervient le moins possible. C'est la mère qui désinfecte le cordon en le léchant. Ensuite, on a remis les bébés dans la caisse au milieu de la paille et on a fait entrer leur mère. Alors là, j'ai eu la peur de ma vie !

– Qu'est-ce qui s'est passé ? interroge Tanguy.

– La mère a pris Ghir dans sa gueule comme si elle allait la dévorer. Ça arrive parfois, lorsque le fauve sent sur ses petits l'odeur de l'homme. Elle a fait le tour du box son bébé dans la gueule. On aurait dit qu'elle réfléchissait. Est-ce que je le tue ? Est-ce que je le garde ?

C'était terriblement angoissant. Puis elle l'a posé et l'a léché longtemps. Ghir était sauvée ! Des instants comme ça, on ne les oublie pas.

– Oui, je vous comprends.

– Alors, la voir partir si loin, ça me fend le cœur.

Il toussote, puis ajoute :

– Elle ne sera pas malheureuse. Le parc qui l'accueille est immense. Le soigneur qui s'occupera d'elle m'a envoyé plusieurs messages par Internet. C'est un chic type.

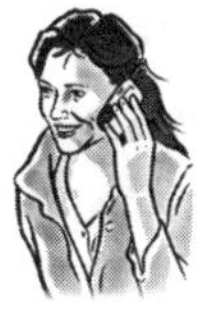

Florence arrive à son tour. En voyant la tête de Maxime, elle le gronde gentiment :

– Voyons, Maxime, ce n'est pas le premier félin qui quitte le parc !

– Je le sais, mais je ne peux pas m'empêcher d'être triste.

Quand je pense qu'il m'a affirmé qu'il ne fallait pas s'attacher aux animaux que l'on soigne !

Brusquement, je trouve cette attitude plutôt louche. Et si Maxime était si sensible qu'il ne supporte pas de perdre un animal ? Et s'il avait enlevé Zhao pour éviter qu'un jour il ne quitte le parc comme Ghir ? Zhao aussi il l'a vu naître. Il faudra que j'en parle à Tanguy.

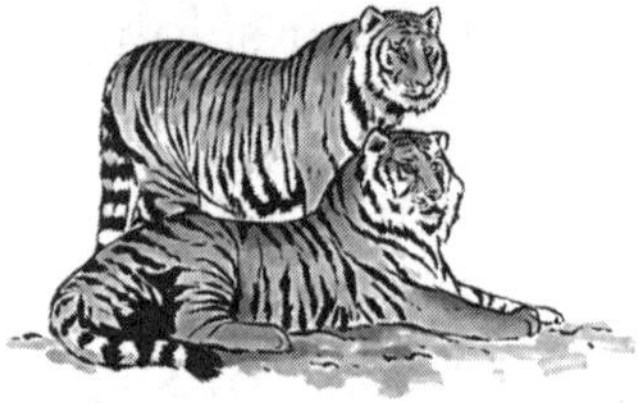

Bertrand et Patrick ont placé une énorme cage devant la porte du box où Ghir tourne et grogne. Elle a bien senti qu'il se passait quelque chose d'anormal. D'ailleurs, lorsque Maxime s'approche des barreaux, elle lui lance un regard lourd de reproches. Enfin, c'est ce que je crois lire dans ses beaux yeux dorés.

– Ne t'inquiète pas, ma belle, lui dit-il, et sans doute pour éviter que l'émotion ne le submerge, il plaisante : tu pars en vacances ! Découvrir l'Australie, ce n'est pas donné à tout le monde !

Mais la tigresse n'a que faire de l'Australie ! Elle se terre au fond de son box en nous montrant ses crocs. Elle feule de rage et ne se décide pas à entrer dans la cage. Patrick essaie de l'attirer avec un appétissant poulet, mais Ghir s'en détourne avec dédain. Bertrand tape contre la paroi du box pour la chasser vers la cage, peine perdue.

Tanguy me souffle à l'oreille :

– Elle non plus n'a pas envie de quitter le parc.

– Arrêtez ! crie soudain Maxime, vous l'affolez. Laissez-moi faire.

Il se place derrière les barreaux de la cage et appelle doucement la tigresse :

– Viens, viens, ma belle. Je sais, toi aussi tu es triste. Tu te plaisais ici, mais tu verras, là-bas aussi tu seras bien… et puis ton fiancé t'attend. Il s'appelle Calipso. Il est très beau…

Petit à petit, la tigresse se calme. On dirait qu'elle l'écoute. Elle ouvre encore la gueule et pousse un grognement sourd, résigné, puis elle avance lentement et pénètre dans la cage où elle se couche. Patrick ferme rapidement la trappe et s'exclame :

– Eh bien, c'est pas trop tôt !

Maxime ignore sa répartie et s'adresse à Ghir :

– Là, là… tu es une brave bête. Je… je ne t'oublierai pas, je prendrai de tes nouvelles souvent…

Maxime nous transmet son émotion et j'ai moi aussi les larmes aux yeux.

Bertrand approche un chariot élévateur et emporte la cage qui est déposée sur le plateau d'une camionnette. Maxime monte à côté de Patrick et le véhicule démarre, direction l'aéroport.

– Maxime n'est pour rien dans la disparition de Zhao, décrète Tanguy. Il aime trop les animaux.

– Justement, je rétorque, il souffre tellement de les voir partir qu'il a pu enlever Zhao pour l'avoir tout à lui.

– Tu oublies la conversation que nous avons surprise ! Il essayait de vendre quelque chose, et cher ! Quatre mille euros ! C'est peut-être le prix d'un tigre blanc !

– Ça ne colle plus du tout ! Si Maxime aime les félins autant qu'il le dit, il ne peut pas vendre Zhao !

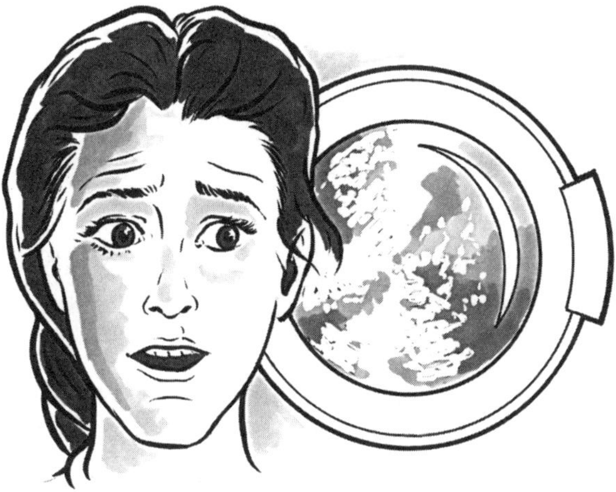

La carte Magic

Le soir, Tanguy et moi sommes morts de fatigue. Après le repas, nous nous endormons devant la télévision et Florence nous conseille :

– Allez vite vous coucher si vous voulez être en forme pour demain.

Nous obéissons sans rechigner. J'ai oublié de montrer la carte Magic à ma tante, mais je n'ai pas le courage de me relever. Je me promets de le faire dès le lendemain matin.

Elle nous réveille vers sept heures en nous annonçant :

– Debout tout le monde ! Le petit déjeuner vous attend !

Je m'étire et, encore ensommeillée, je pénètre dans la cuisine. Tanguy me suit dans le même état.

– Il faudrait parler de la carte Magic à ta tante, me rappelle-t-il.

– Tu as raison.

Je retourne dans la chambre pour prendre la carte Magic dans la poche de mon jean. Plus de jean sur la chaise où je l'avais laissé la veille ! J'ouvre l'armoire où j'ai rangé mes vêtements, il n'y est pas non plus. Je reviens dans la cuisine et je questionne ma tante :

– Où est mon jean ?

– Dans la machine à laver !

Mon cœur s'emballe et je crie :

– Non !

– Si, s'amuse-t-elle. Il était abominablement sale.

Je bredouille :

– Il... il y avait quelque chose dans la poche. Tu l'as enlevé ?

– Zut de zut ! Je ne pense jamais à vider les poches ! Ce n'était pas un billet au moins ?

– Non. C'était une carte Magic.

– Je suis désolée. Je t'en achèterai un paquet pour me faire pardonner.

– C'était cette carte-là qui était importante. Bertrand l'avait trouvée dans l'enclos des tigres après la disparition de Zhao. C'était... un indice.

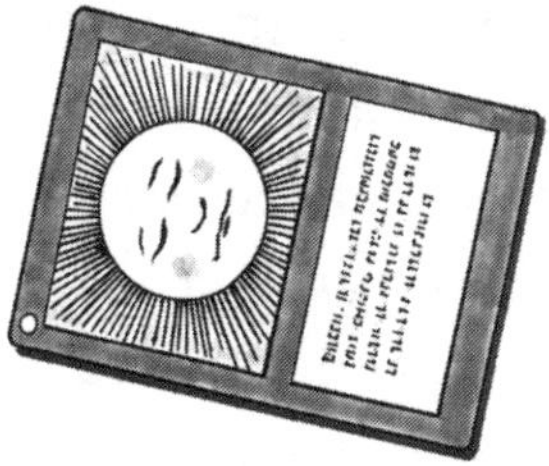

Intriguée, ma tante pose son bol de café noir sur la table et s'étonne :

– Pourquoi ne pas nous l'avoir montrée tout de suite ?

– Parce que... parce que...

Et là, je fonds en larmes, tellement je me sens coupable.

Tanguy prend ma défense :

– Olympe n'a pas eu le temps. Hier, il y a eu trop d'événements.

Ma tante se lève, m'entoure les épaules de son bras et me console :

– Rien ne dit que la carte ait appartenu au voleur.

Cette logique ne me console pas et je bafouille entre deux sanglots :

– Moi je suis sûre que si ! C'était notre seul indice. Et à cause de moi, il a disparu. Je suis nulle, archinulle. On ne retrouvera jamais Zhao !

– Calme-toi, Olympe, je téléphonerai à la gendarmerie pour signaler l'existence de cette carte, mais l'enquête semble s'orienter vers le gang des tigres et ils ne doivent pas s'amuser avec ce genre de jeu.

Petit à petit, mes larmes se tarissent. Pourtant je ne suis pas d'accord avec ma tante et alors que Tanguy se lave les dents dans la salle de bains, j'entre pour lui donner mon avis.

– Le gang des tigres, j'y crois pas trop.

– À cause de la carte Magic ? bafouille-t-il la bouche pleine de mousse.

– Oui, et aussi à cause de la conversation bizarre de Maxime.

Il crache dans le lavabo et reprend :

– Tu veux qu'on continue notre enquête ?

– Exactement !

Et c'est bien décidés à trouver le véritable coupable que nous entamons notre nouvelle journée de travail.

Maxime n'est pas de meilleure humeur qu'hier. Il râle parce que Xavier est toujours malade, il râle parce que le camion livrant la viande est en retard, il râle parce que le zoo australien n'a pas encore donné de nouvelles de Ghir.

– Il a vraiment un sale caractère, me souffle Tanguy à l'oreille.

– Comme quelqu'un qui est mal dans sa peau, j'ajoute.

– Alors première étape de notre enquête : l'observer avec attention.

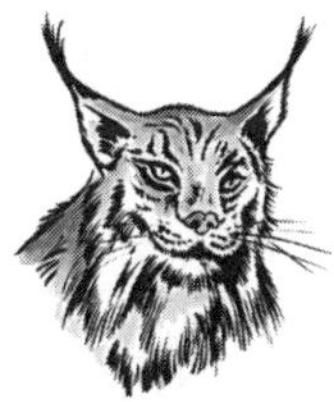

Je suis en train d'éparpiller une grosse botte de paille fraîche dans le box des lynx, Tanguy fait la même chose dans un box voisin lorsque ma tante nous appelle :

– Si vous voulez assister au retour de Kalispera auprès de sa mère et de ses deux sœurs, suivez-moi.

– Elle est guérie ?

– Oui, complètement.

Bertrand conduit l'engin qui tracte la cage dans laquelle est enfermée Kalispera, la petite tigresse de Sibérie. Ballottée par les cahots du sentier, elle a du mal à tenir sur ses pattes. Elle jette des regards inquiets à travers les barreaux, ouvrant de temps en temps la gueule pour nous impressionner. Tanguy, qui marche à côté de la cage, sourit à ses mimiques.

Lorsque nous arrivons devant l'enclos, Maxime y est déjà.

– Pourvu que tout aille bien, s'inquiète-t-il.

– Ouvrez la cage, ordonne ma tante à Bertrand, et croisons les doigts pour qu'il n'y ait pas de problème.

La tigresse quitte d'un bond sa prison puis s'avance vers sa mère qui ne manifeste aucune joie. Elle tourne autour d'elle comme si elle ne la connaissait pas, la renifle, alors que Kalispera lui donne des coups de patte affectueux sur le museau. Ses deux sœurs se précipitent vers elle pour jouer, mais leur mère les chasse d'un grognement énergique.

– Ouh là, c'est mauvais signe, se désole Florence. Tenez-vous prêts à repousser la mère si la petite est en danger.

Je me suis approchée de Tanguy. Il prend ma main dans la sienne. C'est la première fois qu'il a un geste aussi tendre envers moi. Ça me fait chaud au cœur. Maxime et Bertrand, munis de fourches, sont prêts à pénétrer dans l'enclos pour éloigner la mère le temps que Florence récupère Kalispera qui, comprenant la situation, s'est blottie contre le grillage.

Sa mère continue à lui tourner autour, à la renifler. Et soudain, elle la lèche.

– Gagné ! s'exclame Florence.

Notre tension s'apaise et nous admirons Kalispera, les pattes en l'air, toilettée par sa mère, et ses deux sœurs qui trottinent vers elle et l'invitent à jouer.

Ouf ! J'ai eu peur ! Assister à la mort d'un bébé tigre m'aurait marquée pour la vie ! Tanguy garde ma main prisonnière et je ne fais rien pour me libérer.

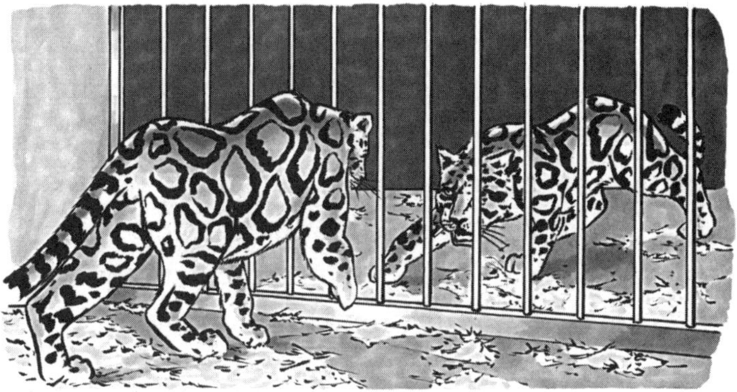

Les panthères nébuleuses

Après le retour de Kalispera parmi les siens, Florence nous propose d'assister à la première rencontre de Taï-Chi la panthère nébuleuse avec Wang, son nouveau compagnon.

– Il s'est bien acclimaté. Il a bon appétit, il se déplace normalement, il est temps de faire les présentations.

– Tu crois qu'ils vont se plaire ?

– Ah, ça, je l'ignore.

– Et s'ils se battent, ça peut être dangereux pour eux ? s'inquiète Tanguy.

– Ils ne pourront pas. Ils seront séparés par un grillage.

Lorsque Wang est introduit dans l'enclos mitoyen de celui de Taï-Chi, elle ne semble pas l'apercevoir. Lui s'approche du grillage, passe et repasse devant elle comme pour se faire admirer. Soudain, la panthère se jette sur le grillage dans un simulacre d'attaque.

Son geste me surprend et je sursaute.

– Ouh là là, elle n'est pas commode !

– Elle veut sans doute le tester, voir si elle n'a pas affaire à une poule mouillée, me suggère Tanguy.

– Tu es un fin psychologue, plaisante Florence.

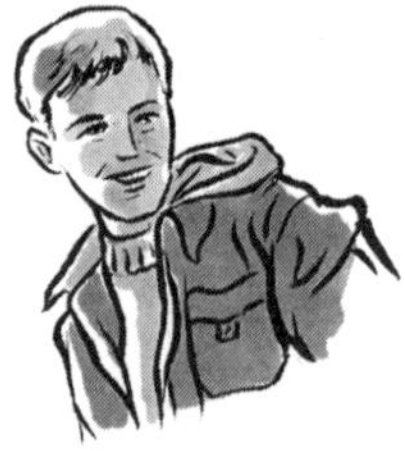

À ce moment-là, la panthère miaule très fort. Un cri étrange. Long. Rauque.

– Elle essaie de le séduire, m'explique Florence qui ne perd pas une miette du spectacle.

Le mâle répond au cri de la femelle, puis il s'assoit, gratte le sol et enfin se roule dans la poussière.

Florence éclate de rire et s'exclame :

– C'est dans la poche ! Notre Taï-Chi a su s'y prendre ! Wang vient de tomber amoureux ! Dans quelques jours on les mettra ensemble.

Après ces instants riches en émotion, je propose à Tanguy d'aller voir Manou, le chat de Gordoni. Je lui rends visite souvent. Elle est très familière et elle s'approche du grillage dès qu'elle entend des pas. Je respecte les consignes et, bien que je sois tentée, je ne la caresse pas. Je plonge mon regard dans ses yeux mordorés et je lui parle :

– Tu ne peux pas rester seule ta vie durant ! Tu dois faire un effort pour aller vers les tiens. Vivre avec les hommes, ce n'est pas pour toi. Tu es un animal sauvage !

Tanguy se moque de moi :

– Pas sûr qu'elle comprenne ce que tu lui racontes.

– Je sais, mais elle me fait de la peine. Seule constamment, ça ne doit pas être drôle.

– J'ai lu que certains félins, comme les lynx, ne vivent pas en groupe, ils préfèrent la solitude. Peut-être que Manou est une solitaire ?

– Moi je ne crois pas. Je vois dans ses yeux qu'elle aimerait pouvoir jouer avec ceux de sa race. Il faut que je demande à Florence si on peut tenter encore une fois de la mettre avec les autres.

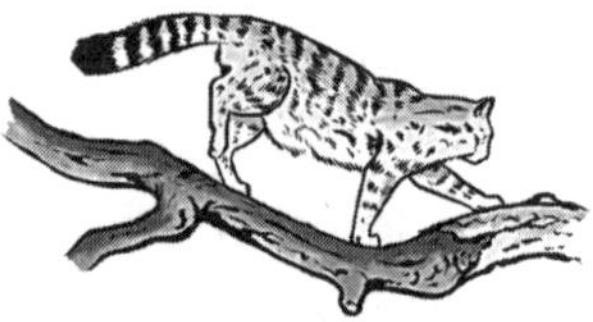

Maxime passe à côté de nous, la fourche sur l'épaule.

– Oh, les jeunes, on apprend le métier ? ironise-t-il.

Surprise par sa bonne humeur, je l'interroge :

– Vous avez des nouvelles de Ghir ?

– Oui. Et elles sont excellentes. Elle s'est bien habituée, son enclos est plus vaste que le nôtre, le climat est plus proche de celui de son milieu naturel, elle sera heureuse.

– Alors vous êtes content ?

– Oui. Très. Ghir, je l'aimais beaucoup, c'était un peu comme mon enfant. Mais les animaux ne nous appartiennent pas plus qu'un fils n'appartient à son père. Ils doivent vivre leur propre vie.

Saisissant l'occasion de poursuivre notre enquête, je lance :

– Parfois, ça doit être difficile de se séparer des animaux qu'on aime.

Si je suis sur la bonne piste, il va comprendre que j'ai découvert que c'est lui qui a enlevé Zhao, il va pâlir ou rougir, bref se trahir. Je l'observe et j'en suis pour mes frais, car il me répond le plus calmement du monde :

– Un peu.

Tanguy insiste :

– On peut avoir envie de les garder pour soi, non ?

Le visage de Maxime change d'expression. Il nous regarde comme si on était devenus ses pires ennemis.

– Vous... vous ne pensez quand même pas que c'est moi qui ai enlevé Zhao ?

J'ai peur que nous soyons allés trop loin. Nous n'avons aucune preuve, juste de vagues soupçons, et après tout nous ne sommes pas chargés de l'enquête. Je bredouille :

– Euh… non, non, mais on s'était dit que c'était peut-être quelqu'un qui avait envie d'avoir un bébé tigre chez lui… et que…

– Il faut être fou, complètement fou pour faire ça et aimer les animaux de façon bien égoïste. En tout cas, pour moi, le bonheur des animaux passe avant le mien. D'ailleurs, je vais vendre l'album de timbres rares de mon père afin d'aider la fondation pour la sauvegarde des panthères des neiges. Ils ont beaucoup de valeur, mais on ne m'en donne que deux mille euros. J'espérais plus.

Je jette un coup d'œil à Tanguy. Ainsi, la conversation qui nous a tant intrigués concernait la vente de timbres !

Voilà Maxime complètement disculpé et je m'en veux de l'avoir soupçonné. Pour me faire pardonner, je lui dis :

– Excusez-nous, Maxime, mais on voudrait tellement retrouver celui qui a enlevé Zhao qu'on finit par soupçonner tout le monde.

– Je vous comprends. C'est la première fois qu'un de nos félins disparaît. Et moi aussi ça me révolte.

Pour faire diversion, j'enchaîne :

– Vous qui connaissez bien tous les animaux du parc, est-ce que vous pensez que Manou pourra reprendre une vie normale ?

– Puisqu'elle ne veut pas retourner avec sa mère et son frère, Florence va faire venir du parc de Lisieux un autre chat de Gordoni. Peut-être acceptera-t-elle un partenaire ?

– Oh, oui, j'aimerais tellement qu'elle ne soit plus seule !

– Moi aussi... mais surveiller un nouveau venu plus surveiller Taï-Chi, c'est du travail supplémentaire alors que nous ne sommes que deux soigneurs !

– Florence nous a annoncé que Xavier revenait demain.

– Bonne nouvelle ! En attendant, j'ai besoin d'aide !

– On y va. On adore pousser les brouettes de purin !

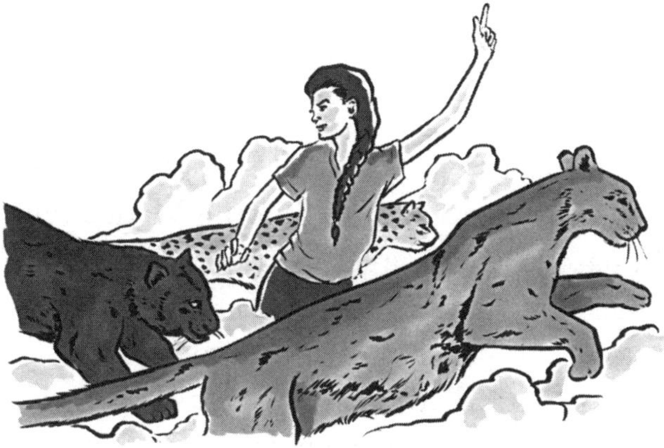

La princesse des tigres

Nous n'avons toujours aucune nouvelle de Zhao. Je me dis que plus le temps passe, moins on a de chances de le retrouver. À l'heure qu'il est, il a sans doute été revendu à un riche particulier et il amuse des enfants dans une villa somptueuse à des centaines ou des milliers de kilomètres du parc. Jamais plus il ne connaîtra la semi-liberté qu'il a ici et la joie de jouer avec sa sœur et les autres tigres blancs. Il deviendra un animal domestique. Et ça, ce doit être terrible pour le seigneur de la jungle !

Je n'ose même pas envisager qu'on ait pu le tuer pour faire un tapis de sa peau, ce serait trop affreux.

Dans la nuit, je rêve que je poursuis les trafiquants, et qu'avec la complicité des félins du parc je réussis à les rattraper et à délivrer Zhao. Je le serre contre moi, je l'embrasse, puis je le rends à sa mère qui me dit :

– À partir d'aujourd'hui, tu es la princesse des tigres. Si tu as besoin de moi, tu m'appelles et j'accours.

Hélas, lorsque je me réveille, la réalité est tout autre : Zhao n'est pas de retour. Je n'ose pas raconter mon rêve à Tanguy de peur qu'il se moque de moi.

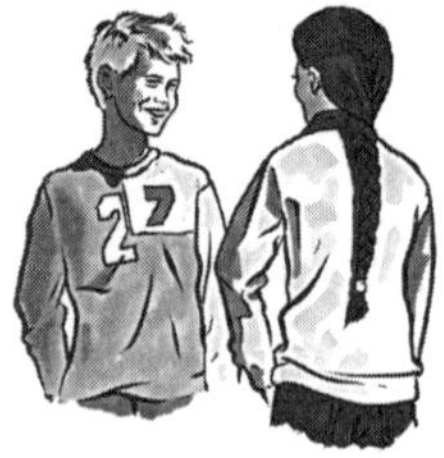

Au matin, nous traversons la cour en direction des enclos des petits félins lorsqu'une moto entre en trombe et s'arrête dans un crissement de pneus à quelques mètres de nous : c'est Xavier. Il est en retard, les soigneurs sont déjà au travail. Il gare sa moto contre le mur et ôte son casque. Il n'a pas bonne mine et porte une marque rouge sur la joue.

– Tu n'as pas l'air en forme, lui dis-je.

– Cette angine, ça m'a mis à plat.

– Zhao a disparu. Il a été enlevé, lui annonce Tanguy.

Je m'attendais à ce que Xavier s'indigne, mais il répond seulement :

– Je suis au courant. Je l'ai lu dans le journal.

– Ah bon ? C'était dans le journal ?

– Il y avait trois lignes dans *Les Nouvelles du pays*. Il paraît que c'est le gang des tigres qui a fait le coup.

– C'est ce que tout le monde pense. Pourtant, il y a un truc qui cloche, réplique Tanguy.

Xavier paraît surpris et j'enchaîne :

– Oui, on a un indice qui...

À ce moment-là, Maxime surgit et crie :

– Ah, Xavier, tu nous as manqué ! File à l'enclos des guépards. Bertrand t'y attend pour déblayer les branches cassées par la tempête ! Et vous, les jeunes, vous devriez déjà avoir la fourche à la main !

Xavier se retourne vers nous comme s'il avait quelque chose à nous révéler. Sûr, il aurait bien aimé continuer la conversation et peut-être nous aider dans notre enquête mais Maxime ne lui en laisse pas le temps.

Tanguy et moi, nous nous acquittons rapidement de la corvée de crottes (comme nous l'appelons) pour observer les petits félins. Ils n'ont pas la majesté des tigres, des panthères, des guépards ou des lions, mais c'est justement parce qu'ils me paraissent plus fragiles qu'ils m'attirent.

Mon préféré, c'est le margay. On dirait un ocelot miniature avec une adorable tête de chat.

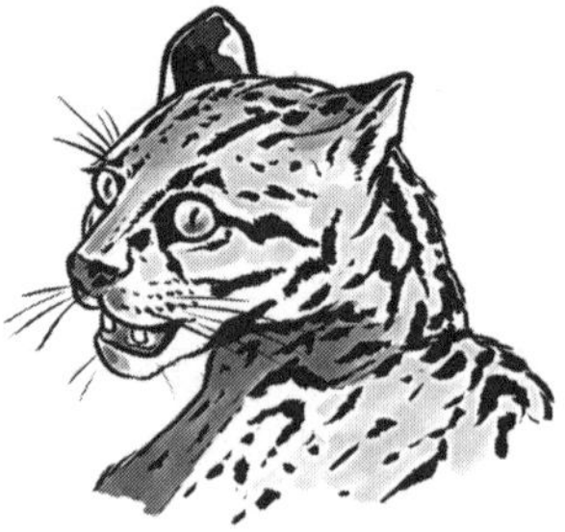

– Moi, je préfère le chat de Geoffroy, me rétorque Tanguy appuyé sur sa fourche. Il a l'air d'une petite panthère.

– Oui, mais le serval, lui, il a vraiment la classe !

Nous sommes en pleine discussion, mais pas en plein travail lorsque Bertrand surgit dans notre dos. J'empoigne les bras de la brouette et Tanguy sa fourche afin de nous diriger vers l'enclos suivant lorsqu'il nous dit :

– Je suis embêté, il me manque une caisse de poulets. La société Picpoulet a dû se tromper et ne m'en a livré que onze au lieu de douze.

Je fronce les sourcils. C'est moi qui ai porté les cartons dans le réfrigérateur et je me souviens parfaitement qu'il y en avait douze.

– Je les appellerai demain, poursuit Bertrand. Aujourd'hui, c'est jour de jeûne.

– Quoi ? Les félins ne mangent pas ?

– Non. Deux jours par semaine, on ne leur sert pas de nourriture, c'est meilleur pour leur santé. Dans la nature, ils ne mangent pas tous les jours.

Puis, il nous propose :

– Je vais mettre Taï-Chi et Wang ensemble. Vous voulez venir ?

On ne va pas rater ça !

Lorsque nous arrivons devant l'enclos, Florence et Patrick sont déjà là.

Florence ouvre la porte séparant les deux panthères nébuleuses et reste vigilante, car si elles se battent, il faudra qu'elles regagnent leur enclos.

Wang s'élance vers Taï-Chi, qui l'accueille fraîchement en lui montrant les crocs. Il s'éloigne alors et marque son territoire en lançant des petits jets d'urine ici et là. Taï-Chi l'observe. Wang s'approche à nouveau mais elle s'éloigne et s'assoit plus loin.

– Regardez-moi ça ! s'exclame Patrick. Elle fait sa mijaurée, genre « Je ne sais pas si tu me plais, je réfléchis mais ne t'éloigne pas trop... »

Wang trottine vers sa dulcinée, gratte le sol devant elle et se roule à terre. Taï-Chi miaule d'une façon bizarre. Wang lui répond de même. Il lui tourne autour, elle part en courant, il la rattrape. Elle se laisse approcher, puis elle se dérobe et grimpe dans un arbre. Wang l'attend en bas en miaulant comme s'il lui disait : « Allez viens, tu verras, je suis sympa et je t'aime déjà. » Enfin ça, c'est moi qui traduis, mais peut-être que je suis trop romantique.

– Elle est pas facile à séduire ! commente Tanguy.

Leur manège dure une bonne demi-heure.

Tout à coup, alors que notre vigilance était émoussée, Wang saute sur Taï-Chi qui miaule et regimbe un peu.

– Attention ! crie Florence, c'est maintenant que tout peut basculer.

Je retiens mon souffle. Tanguy est aussi tendu que moi.

Soudain, Wang plante ses crocs dans le cou de la femelle. S'il serre trop...

J'ai la gorge sèche. Je ne supporterai pas d'assister à la mort de Taï-Chi.

Mais Wang agit en douceur. Taï-Chi feule. Soumise, elle ne bouge plus.

– Ouf ! Tout va pour le mieux, se réjouit Florence. Avec de la chance, dans cent neuf jours au plus, nous aurons des bébés. Et ça, croyez-moi, ce sera un exploit ! Les panthères nébuleuses se reproduisent rarement en captivité.

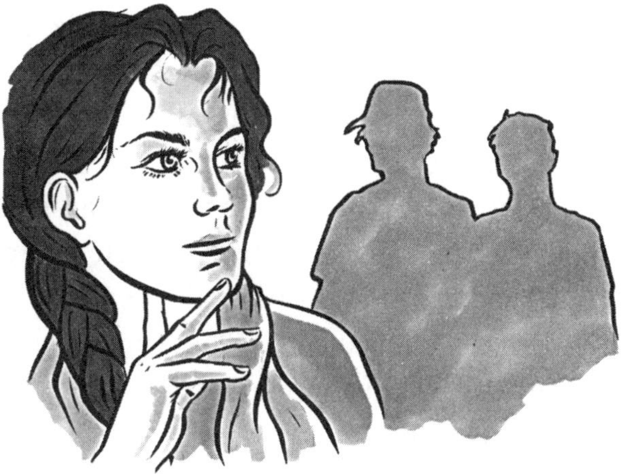

Deux nouveaux suspects

À quatre heures, comme il n'y a pas beaucoup de visiteurs, Tanguy et moi nous nous promenons dans le parc et nous nous arrêtons devant les enclos pour le plaisir d'admirer les animaux.

Xavier est en train de consolider la pancarte informative devant l'enclos des tigres blancs.

– Il y a trois jours, Zhao était là, dis-je avec tristesse et maintenant il est peut-être mort.

– Je ne pense pas qu'il soit mort, déclare Xavier. Espérons qu'il est heureux, ailleurs.

– Heureux loin de sa mère alors qu'il est si petit ? Ça m'étonnerait.

– De toute façon, il ne serait pas resté longtemps avec nous. Patrick l'avait promis au parc animalier de Londres.

– Oui, mais les animaux ne quittent l'endroit où ils sont nés que lorsqu'ils sont adultes, ajoute Tanguy.

Je ne sais pas pourquoi les remarques de Xavier sonnent faux, alors j'insiste :

– C'est bizarre, tu n'as pas l'air triste de la disparition de Zhao ?

Il me tourne le dos pour enfoncer une vis dans le montant de bois et marmonne sans me regarder :

– Si, si, je suis très triste. Mais comme on ne le retrouvera probablement pas, il vaut mieux tourner la page.

– Jamais ! Moi je suis certaine qu'on va le retrouver !

Je bluffe pour voir sa réaction. Elle ne se fait pas attendre.

– Ce que tu es énervante, Olympe !

– Elle a raison, il faut garder l'espoir.

J'adresse un clin d'œil discret et complice à Tanguy et je poursuis mon interrogatoire parce que, justement, j'ai une idée.

– Qu'est-ce que c'est la marque rouge que tu as sur la joue ? On dirait une griffure !

Xavier lève la main pour cacher sa joue.

– C'est mon chat.

Je me mords la lèvre. Zut ! C'est vrai que les chats aussi sont des félins griffeurs.

Tanguy m'encourage d'un sourire, alors mine de rien, je lance :

– Les tigres aussi ont des griffes.

Cette fois, Xavier ne répond pas, mais ses gestes brusques me prouvent que mes questions et mes suppositions lui mettent les nerfs à vif. C'est mon but.

D'ailleurs pendant tout le reste de l'après-midi, j'ai l'impression qu'il nous évite.

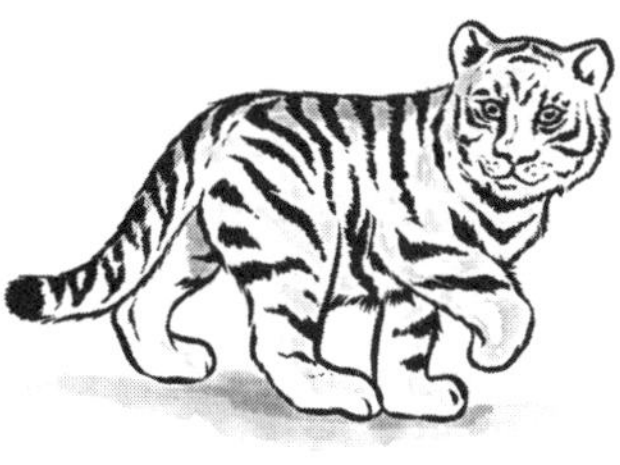

À la fin de la journée, Bertrand nous invite à fêter son anniversaire. Il a apporté du champagne, des jus de fruits et des biscuits qu'il a installés dans le hall dès que Monique a refermé la porte derrière le dernier visiteur.

– Euh… je ne pourrai pas rester, s'excuse Xavier.

– C'est pas gentil de ne pas boire un verre à ma santé, proteste Bertrand.

– Je ne peux pas. On m'attend.

– Ta petite amie ? insinue Patrick.

– Euh… oui, c'est ça, affirme Xavier en s'éloignant vers sa moto garée dans la cour.

Je le rattrape et je lui dis :

– Tu devais me prêter un livre sur les félins.

– Ah, oui… je… j'ai oublié.

– Je pourrais passer le prendre chez toi ce soir ?

– Non ! crie-t-il. C'est inutile. Euh… je viendrai chez ta tante. Vers dix-neuf heures, ça ira ?

– Pas de problème.

Je le regarde s'éloigner avec un curieux sentiment et je glisse à Tanguy :

– Il est franchement bizarre, non ?

– Bof. À force de chercher des suspects, on finit par en voir partout !

Il n'a pas tort et pourtant…

Je suis en train de mettre la table pour le souper, lorsqu'on frappe à la porte. Ce doit être Xavier.

Ce n'est pas lui. C'est Cyril, le jeune garçon venu visiter le parc avec le centre aéré d'Ablis. Je m'étonne :

– Toi ?

– Je t'apporte le livre sur les tigres.

– Tu connais Xavier ?

– C'est mon cousin.

– Ah, tout s'explique ! Entre, on bavardera un moment.

– Euh, non, merci, j'ai pas le temps, bredouille-t-il en me tendant le livre et en faisant demi-tour.

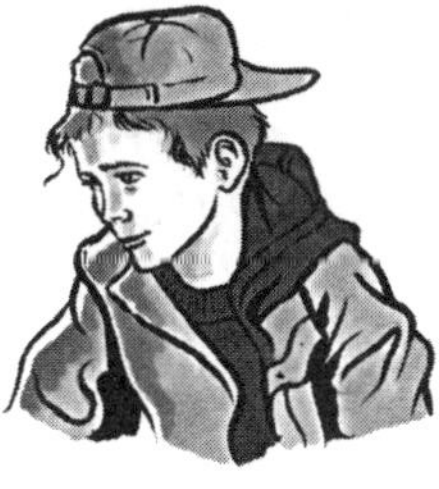

Tanguy, qui lisait assis sur le canapé, s'est approché de nous et, désignant un morceau de carton au contour argenté qui dépasse de la poche du jean de Cyril, il demande :

– Tu collectionnes les cartes Magic ?

– Oui. Toi aussi ?

– J'en ai déjà pas mal. J'ai même celle du magicien du soleil et toi ?

– Je l'avais, mais je l'ai perdue.

– On en a trouvé une dans une allée du parc, dis-je en le fixant droit dans les yeux pour étudier sa réaction.

– Chic ! C'est sûrement la mienne !

– Malheureusement, la tempête l'avait abîmée et on l'a jetée.

– Ah, oui… la tempête, répète-t-il.

Il baisse la tête, et poursuit :

– Bon, il faut que j'y aille, sinon ma mère va me disputer.

Mais je n'ai pas encore terminé de le questionner et j'enchaîne :

– Terrible cette tempête ! Et dire que Zhao a disparu juste ce soir-là !

– Oui, c'est pas de chance.

J'insiste :

– Begum, sa maman, est si triste qu'elle ne mange plus. Peut-être qu'elle va mourir de chagrin.

– Oh, non, se désole Cyril.

– En tout cas, si j'étais celui qui a volé Zhao, je ne serais pas fière. Enlever un bébé tigre à sa mère, c'est honteux ! Tu n'es pas de cet avis ?

– Euh… si, si.

– Sans compter, ajoute Tanguy, que le coupable risque la prison !

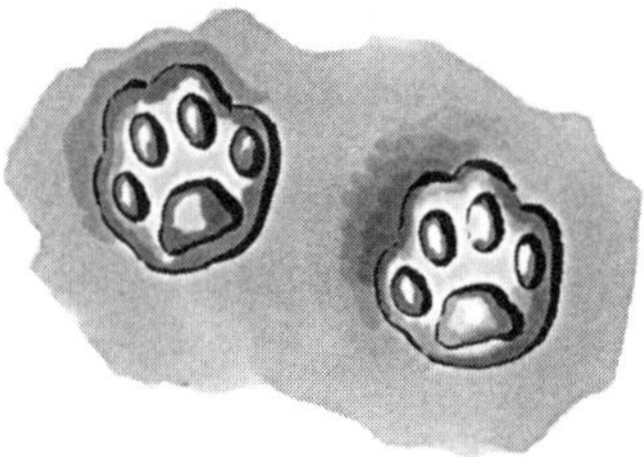

Au fur et à mesure que nous parlons, le visage de Cyril se décompose. Avant que j'aie pu le retenir, il ouvre la porte et il s'enfuit.

Je tape sur l'épaule de Tanguy.

– Si c'est pas un aveu, ça !

– Pas forcément. Il a peut-être seulement eu peur d'être accusé à tort.

– Moi, je parie que notre petit interrogatoire va le faire réfléchir.

– Sincèrement, je n'imagine pas qu'un enfant de cet âge puisse kidnapper un tigre ! Qu'est-ce qu'il en ferait ? Ce doit être moins calme qu'une peluche !

– Il n'a pas agi seul, c'est certain. Peut-être avec l'aide de son cousin.

– Xavier ? Tu exagères. Il soigne des félins tous les jours, alors qu'est-ce qu'il ferait d'un bébé tigre chez lui ?

– Il pourrait le vendre pour de l'argent ou le garder pour faire plaisir à Cyril. Quand il est venu avec le centre aéré, Cyril était fasciné par les bébés tigres blancs.

– Ça ne veut rien dire. Moi aussi, ils me passionnent et je n'ai pas l'intention de les kidnapper !

Je hausse les épaules. Il m'agace à démolir toutes mes théories. Pourtant, je reconnais qu'il n'a pas tort et ça m'agace encore plus. Aussi, je conclus assez sèchement :

– Bon, eh bien attendons, on verra qui a raison !

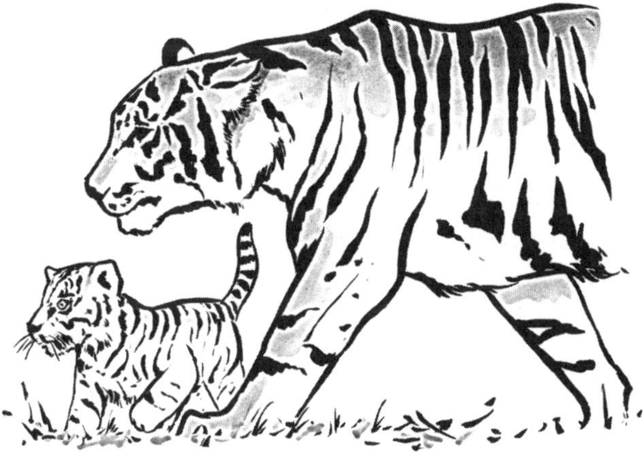

Le tigre blanc

Le lendemain matin, nous avons à peine posé le pied dans l'enceinte du parc que Maxime court vers nous en gesticulant. D'aussi loin qu'il nous aperçoit, il lance, essoufflé :

– Zhao est revenu !

– Je n'en croyais pas mes yeux, continue Bertrand qui le suit de près, et Patrick non plus. En ce moment, il téléphone à la gendarmerie pour les prévenir.

Je donne un coup de coude à Tanguy.

– Qu'est-ce que je disais !

Très excités, nous emboîtons le pas des soigneurs qui nous conduisent au box des tigres blancs. Zhao est bien là, entre les pattes de Begum qui n'en finit pas de le lécher tandis que Mandu lui mordille la queue.

– Quand est-il revenu ? interroge ma tante.

– Dans la nuit. Il n'était pas là hier soir lorsque je suis parti, et il était là ce matin lorsque je suis arrivé, explique Maxime.

– Il va falloir tirer cette affaire au clair. Quelqu'un s'amuse à jouer avec nos nerfs et avec les animaux. Il faudra lui faire passer cette envie, gronde Florence.

Pour calmer sa colère, je décrète :

– L'essentiel c'est que Zhao soit vivant, non ?

– Oui, bien sûr, mais rien ne dit que le voleur ne recommencera pas avec d'autres animaux dans quelque temps.

J'ai ma petite idée à ce sujet. Je tire Tanguy par la manche de son sweat et je lui propose à voix basse :

– Viens, on va poursuivre notre enquête. À mon avis, Xavier aura des choses à nous apprendre.

Je le cherche du regard sans succès, aussi je m'étonne à haute voix :

– Tiens, Xavier n'est pas là ?

– Non. Il est en retard, m'apprend Maxime. Et c'est bizarre. Au début de son stage, il était ponctuel, appliqué, mais depuis la disparition de Zhao, tout va de travers !

Je bous d'impatience et il va falloir attendre. Je pourrais révéler mes soupçons à ma tante, mais cela m'ennuie, parce que si Cyril et Xavier sont coupables, c'est de trop aimer les félins et ça ne mérite pas l'intervention de la gendarmerie.

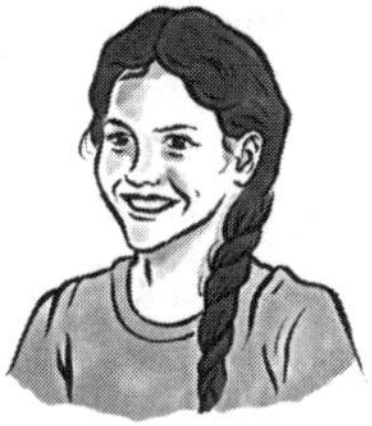

C'est le cœur plus léger que nous préparons le repas du matin. En chantonnant, je mets des cous de poulets dans le plat du chat pêcheur, des rats pour le chat du Bengale et j'ajoute des vitamines.

– Alors ça ! s'exclame Bertrand le nez dans le réfrigérateur. Le carton qui avait disparu est revenu, il manque seulement deux poulets. Qui a bien pu…

Là aussi, j'ai une petite idée, mais il est trop tôt pour la révéler.

Soudain, j'aperçois, pendu à un clou, juste au-dessus de la table de préparation, un trousseau de clefs et je demande au soigneur :

– Ce sont vos clefs ?

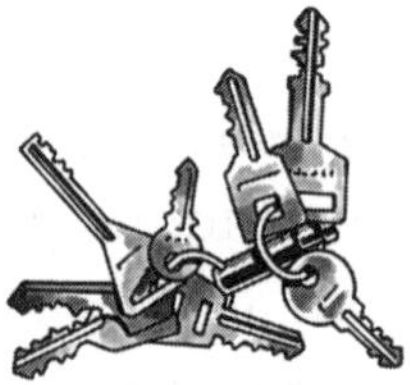

Il examine le petit tigre en peluche qui sert de porte-clefs.

– Non. Ce sont celles de Xavier. C'est bizarre. Pourquoi les a-t-il laissées là ?

Je propose la réponse qui me paraît la plus probable si mon raisonnement est le bon :

– Peut-être qu'il n'a pas l'intention de revenir ?

– Mais il n'a pas fini son stage !

– Il a sans doute un problème.

– Pourtant, il aime son travail. Ça m'étonnerait qu'il l'abandonne du jour au lendemain.

Je suis d'accord avec lui.

Xavier vient de commettre une erreur. Son absence le désigne comme le coupable. Reste à en avoir la preuve.

Le livre que Cyril m'a apporté hier soir va m'être très utile.

À l'heure du déjeuner, j'annonce à ma tante :

– Xavier m'a prêté un livre sur les félins, je pensais le lui rendre aujourd'hui, mais il n'est pas venu. Je vais le lui apporter chez lui. Il habite loin ?

– À un bon kilomètre, à la sortie du village. Je t'y conduirais bien en voiture, mais j'ai une tonne de paperasse à remplir. Vas-y avec Tanguy, ça vous fera une balade.

On ne se fait pas prier.

Tout en marchant, je réfléchis à la manière dont je vais aborder Xavier. Il faut qu'il se sente suffisamment en confiance pour accepter de me parler. Ça ne sera pas facile, nous nous connaissons peu. Mais l'amour des félins devrait nous rapprocher.

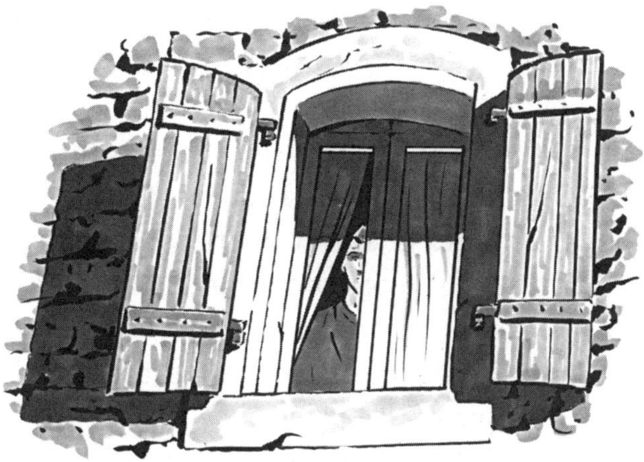

Doubles aveux

Nous arrivons bientôt au 8, rue du Lavoir : une petite maison en meulière entourée d'un jardin fleuri. Nous tirons la chaîne d'une clochc rouillée qui tinte malgré tout. Un rideau bouge à une fenêtre. Je reconnais le visage de Xavier qui disparaît aussitôt.

Je crie :

– Xavier ! Je te rapporte ton livre !

Pas de réponse.

Je reprends, les mains en porte-voix :

– On a une bonne nouvelle : Zhao est revenu ! Et au parc, tout le monde est content !

Le rideau bouge à nouveau. Puis la porte s'ouvre et Cyril vient vers nous, la main tendue :

– Donne-moi le livre, m'ordonne-t-il.

– On aimerait parler à Xavier. Ma tante et Patrick regrettent sincèrement son départ.

– Il dit qu'il retournera jamais au parc et qu'il veut voir personne.

– Nous, c'est pas pareil, on est des amis. On est venus pour l'aider.

Cyril se retourne vers la fenêtre où le visage de Xavier s'encadre derrière le voilage.

– Ouvre-nous, répète Tanguy. Ce serait vraiment dommage que Xavier ne finisse pas son stage.

Cyril baisse la tête. Il hésite encore et souffle :

– Vous… vous êtes seuls ?

– Oui.

Enfin, il tourne la clef dans la serrure et tire un vantail du portail.

Nous traversons la petite cour gravillonnée, nous grimpons les trois marches du perron et nous entrons dans la maison. Xavier est là, mal à l'aise, il se dandine d'un pied sur l'autre.

– Zhao est revenu, lui dis-je en guise de salutation.

– Je sais, lâche-t-il.

– Parce que c'est toi qui l'as rapporté.

Ce n'est pas une question. C'est une affirmation. Il hoche la tête, soupire et comme s'il se délivrait d'un poids trop lourd, il enchaîne :

– C'était une folie. Depuis que Cyril était revenu de sa visite du parc, il n'arrêtait pas de me parler des bébés tigres blancs et de son rêve d'en avoir un. Moi aussi j'adore les tigres... et lorsqu'ils sont bébés, ils sont trop craquants !

– Ce sont des animaux sauvages. Ils ne sont pas faits pour vivre avec les hommes. C'est écrit dans le livre que tu m'as prêté.

– Bien sûr, mais Cyril m'a fait une sorte de chantage du genre : « T'es même pas cap de kidnapper un tigre ! » L'autre nuit, on est retournés au parc. Je voulais lui prouver que Zhao était plus heureux avec sa mère et sa sœur... Et puis il y a eu la tempête ! Le vent qui hurlait et secouait les cages, les arbres qui craquaient, les branches qui tombaient, les animaux qui s'affolaient. Zhao était terrorisé. Bizarrement, il s'était éloigné de sa mère qui protégeait Mandu entre ses pattes. Lui, il essayait de se faufiler par un petit trou qu'une branche avait fait en tombant sur le grillage. Il allait se blesser. J'ai réussi à l'attraper et j'allais le remettre dans l'enclos lorsqu'on a entendu les crissements de pneus d'une voiture... sûrement celle de Patrick ou de Maxime. J'ai pris peur. Comment expliquer ma présence dans le parc ? Alors, on a fui. Je tenais Zhao serré contre moi.

– Tu aurais dû le rapporter le lendemain et tout raconter.

– J'ai paniqué. Et puis le matin j'avais quarante de fièvre. On est rentrés sous la pluie et le vent. Après, il y a eu l'article dans le journal disant que le gang des tigres était soupçonné du vol, ça me laissait le temps de réfléchir. Cyril était si heureux de s'occuper de Zhao !

– C'est toi qui es allé chercher le carton de poulets ?

– Non, c'est Cyril. Je lui ai donné les clefs et je lui ai expliqué où était le réfrigérateur. Il y est allé après la fermeture du parc. Je n'avais pas d'argent pour acheter de la nourriture. Je ne devais pas attirer l'attention de ma mère. Heureusement qu'elle travaille ! Lorsqu'elle rentrait le soir, on cachait Zhao dans le grenier et on le ressortait dès qu'elle était couchée.

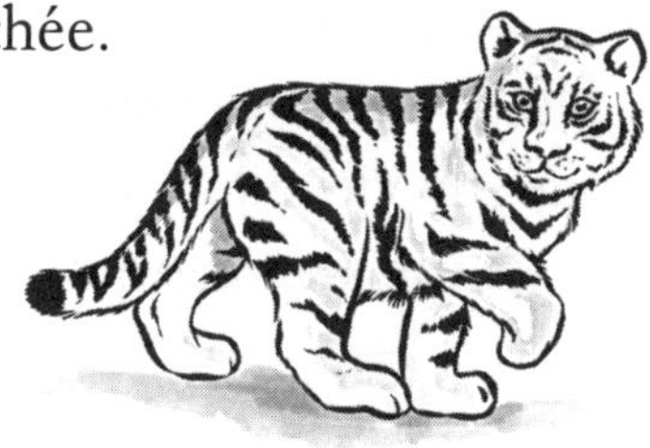

– Alors, pourquoi l'avoir rapporté cette nuit ?

– Parce que je sais bien qu'il ne faut pas qu'un félin soit trop longtemps au contact de l'homme si on veut qu'il mène une vie normale. Vous allez nous dénoncer aux gendarmes ? s'inquiète Xavier.

– Non. On n'est pas des mouchards, mais il faudrait que tu ailles tout expliquer à Patrick et que tu t'excuses. Il est plutôt sympa et ça m'étonnerait qu'il ne retire pas sa plainte.

– Tu crois ?

– Oui. C'est ta passion des tigres qui a faussé ton jugement, mais c'est elle aussi qui fera de toi un excellent soigneur, ajoute Tanguy.

– Ben, maintenant je peux dire adieu à mon stage !

– Pas sûr. Tout le monde est content de ton travail. Alors, un peu de courage. Si tu veux, on vient avec toi.

– Merci. Du courage, je vais en avoir. Il le faut. Parce que ma vie, elle est avec les félins. Sans eux, je… je me sens inutile.

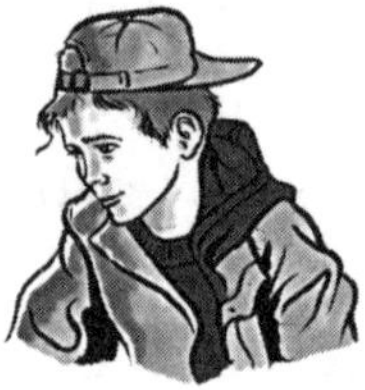

Quelques minutes plus tard, Xavier frappe à la porte du bureau de Patrick et nous entrons tous les quatre. Il raconte ce qui s'est passé la nuit de l'orage, puis comment il a essayé de raisonner son cousin. Cyril, tête basse, mains derrière le dos, renifle tandis que des larmes silencieuses tombent sur le parquet. Patrick, sourcils froncés, écoute sans intervenir.

Enfin, il se lève et s'approche de Cyril :

– Ainsi, c'est toi le coupable ?

– Oui, m'sieur, répond Cyril en rentrant la tête dans les épaules.

– Non, c'est moi, assure Xavier. Lui, il est trop jeune, il savait pas. J'aurais jamais dû céder à son caprice. Je suis le seul responsable.

– En effet. Pourtant, si tu n'avais pas été là, Zhao se serait échappé par le trou en se blessant peut-être mortellement. On peut dire que tu l'as sauvé !

Je souris, Tanguy sourit, mais Xavier n'ose pas. Il bredouille :

– Euh… oui, en quelque sorte.

– Alors, n'en parlons plus. Les félins ont besoin de toi et tu dois encore effectuer un mois de stage.

– Merci, monsieur. Je… je ne vous décevrai pas.

– J'y compte bien !

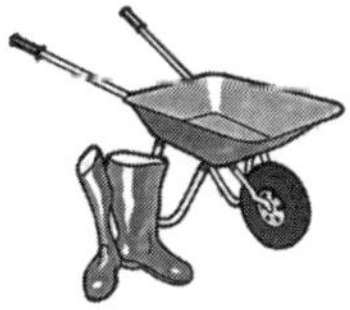

Puis, après avoir jeté un coup d'œil à sa montre, il s'écrie :

– Hé ! Que faites-vous là à vous tourner les pouces ! Maxime et Bertrand vous attendent ! Tout le monde au travail ! Et toi, dit-il en pointant le doigt vers Cyril, pour te faire découvrir la vie des félins d'un peu plus près, aujourd'hui tu seras de corvée de crottes avec Xavier !

– Oh, oui, merci, m'sieur ! approuve Cyril en s'essuyant les yeux du revers de sa manche.

– Eh bien, je ne pensais pas lui faire autant plaisir en lui donnant cette punition, s'étonne Patrick.

Et nous éclatons tous de rire !

Table des matières

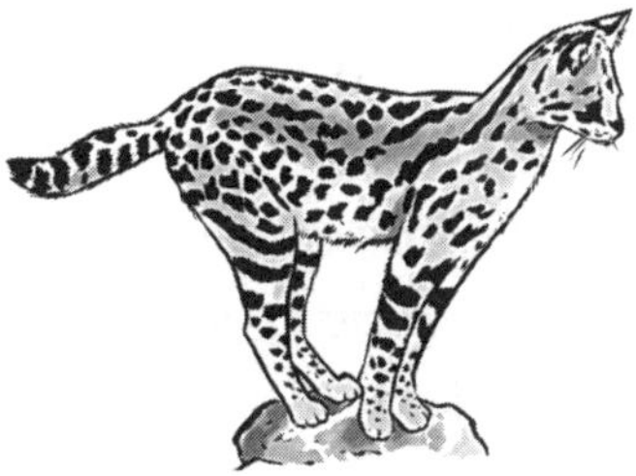

L'auteur 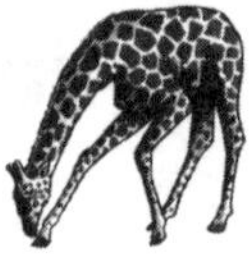

Je suis née un 25 septembre. De quelle année ? Oh il y a longtemps que je ne compte plus. Quand on aime, on ne compte pas et j'aime la vie, alors les années qui passent quelle importance ! Et puis j'ai trouvé un truc pour ne pas vieillir. J'écris pour les enfants et ainsi, pour chaque roman, j'entre dans la peau de mon héros qui a toujours entre six et vingt ans !
J'ai publié plus de soixante romans : des romans drôles, des romans sur la vie de tous les jours, des romans historiques, des romans d'aventures. Vous pourrez en voir la présentation sur mon site Internet :
http: // a.desplatduc.free.fr.
J'ai écrit la série *Vétérinaire*... parce que j'adore les animaux. Tous. Même les araignées que j'évite toujours de tuer lorsqu'elles se promènent au plafond de ma chambre. Je rêve un jour d'avoir un petit âne... mais dans un appartement, il ne serait pas heureux. Pourtant, je n'aurais jamais pu devenir vétérinaire car je tombe dans les pommes dès que je vois une goutte de sang !

L'illustrateur

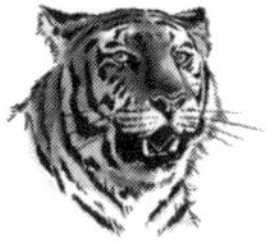

Marc Mosnier est né en 1963 à Nantes.
Revenu au dessin par passion après des études juridiques, il a illustré de nombreux ouvrages encyclopédiques ainsi qu'une centaine de romans fantastiques ou de science-fiction dont les originaux ont fait l'objet de plusieurs expositions.
Passionné depuis toujours par la Bretagne, il est également l'auteur d'une série d'images ayant trait à la mythologie celtique.

Retrouve Tanguy et Olympe dans :

Vétérinaire c'est super !

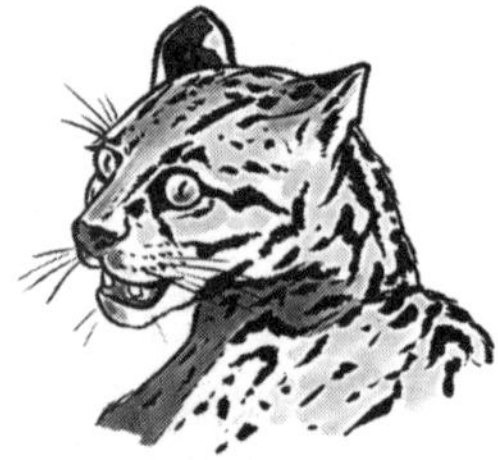

Vétérinaire au zoo

Achevé d'imprimer en France en avril 2007
sur les presses de l'imprimerie Hérissey à Évreux (Eure).
Dépôt légal : juin 2007
N° d'édition : 4526
N° d'impression : 104741